診療所院長のリーダーシップ論

100% 現場主義!!

編著 (株)日本医業総研

NK-GROUP
MASブレーン

はじめに

今回私たちがお届けする「100%現場主義!! 診療所院長のリーダーシップ論」は、文字通り院長のリーダーシップに係る内容になっています。

これまでの2冊は、「診療所開業」が私達のコンサルテーションの基本的考えやサービス内容についての紹介、そして「医院経営塾」では開業後、診療所経営を成功させるために必要な知識・ノウハウ修得していただく場として開催している集中講座を、紙面上で再現させていただきました。

そして今回は、前2冊で習得していただいた知識やノウハウを活かし切るための欠かせない要素として、リーダーとしての役割、リーダーとしてのあるべき姿について書かせていただきました。文中でも少し紹介していますが、リーダーとは機能や役割、仕事とさえ言えるものであって、存在そのものがある種の影響力を持たざるを得ないようなカリスマとは違います。従って、誰でもが本来的なリーダーとしての資質を備えているわけではありません。常にそうありたいと強く願い、かつ訓練も必要だと考えます。しかし、そういう努力を続ける限り、リーダーとしての立ち居振る舞いは出来ていくものです。

自らがトップに立つ組織において、ミッションを明らかにした上で組織としてのビジョンを示し、戦略を描ききる。そういったリーダーの姿は必ずスタッフの心を動かし、地域住民の支持にもつながっていくと確信しています。

私たちは2011年3月以降、リーダーあるいはリーダーシップの脆弱さがもたらす不幸を経験しました。地域医療の最前線としての診療所において、リーダーあるいはリーダーシップがない状況があるとすれば、それはスタッフだけではなく地域住民の不幸でもあります。

本書をご一読いただき、本来的なリーダーシップへの一歩としていただければ幸いです。

2011年10月

㈱日本医業総研
ゼネラルマネージャー　猪川　昌史

100%現場主義!!
診療所院長のリーダーシップ論

目次

第1章

院長という役割とリーダーシップ

勤務医から開業医という経営者に

(1) ゼロからのスタート

開業後、初期のステージで、院長から寄せられる悩みの多くは、医療や経営に関するものではなく、スタッフを抱えた組織運営の難しさに関することです。私たちの経験則で申し上げると、そのような相談をされる院長の常套句は概ね「勤務医時代はこんなに大変ではなかった」「自分が若い頃はそんなに優遇されていなかった…」。そう、院長は勤務医時代を引き合いに出して〝ぼやく〟のです。

勤務医の頃は、看護師や他のスタッフとも和気あいあいとした良好な人間関係だったのでしょう。あるいは、チーム医療を推進するなかで、専門職間の連携とともに自然とスタッフとの信頼関係も醸成されてきたのかもしれません。しかし、そのようなコミュニケーションも、前提として病院における厳しいルールと、組織ごとに個々が担う明確な役割と責任といった緊張感のうえにあったはずです。

開業するということは、クリニック独自のルールや制度をゼロから構築するということです。ですから、勤務医感覚のままに開業すると、多くの場合、組織運営で躓きます。開業は、地域の患者さんだけでなく、雇用するスタッフに対しても責任を持つということです。「スタッフと心が通じ合えない」と感じたならば、それはスタッフの問題よりも院長自身に課題があると考えるべきかもしれません。院長には、スタッフのサポートなしに、クリニック運営は不可能なのだという自覚が必要です。

パートの事務職といえども、医療に関わる仕事に誇りを感じたいでしょうし、まして看護師であれば、高いプロ意識を持っていますから、皆クリニックに仕事の充実感を期待して入職されるわけです。

このように書くと、院長からは「そんなことは十分に分かったうえで人選している」という声が聞こえそうです。でも、特に経験者を雇用した場合など、院長が細かな指示をしなくても、やるべきことは理解しているだろう、あるいは良質な医療を提供していれば自然に人材が育ち、組織が活性するだろうと思ってはいませんか？　また、院長が診療に集中するあまり、スタッフに開業の志や経営理念を十分に説明していないのではありませんか？

まず、院長自身が心を開き、スタッフへの理解を深めることから始めてみましょう。そのうえで、スタッフに求めるスキルや達成目標、組織の機能と姿勢を明確に示すことが組織活性の第一歩です。すべては院長のリーダーシップ次第というわけです。

(2) 経営理念を職場に浸透させる

一般に経営理念では、組織の存在意義や使命を明文化しますが、これは対社会、対顧客、対社員に向けられたトップの決意表明でもあります。この理念に共鳴することがスタッフの働くインセンティブになり組織の活性化を促すことは、成功を収めている多くの企業や組織に共通して見ることができます。

クリニックも同様です。開業に際して、院長ご自身が目指す医療のあり方やクリニックの使命を、経営理念や診療コンセプトに置き換えられたことでしょう。しかし、この理念が院長だけで完結していないでしょうか。いかに臨床技術に長けた院長であっても、スタッフのサポートなしにクリニックは機能しません。だからこそ、職場における理念の理解と浸透が大切であり、スタッフ一人ひとりのホスピタリティ・マインドに反映されることが開業の目的を達成する要件となるわけです。

例えば、以下のような経営理念をもって開業したとしましょう

『当クリニックは地域のかかりつけ医として患者さんとの対話を大切にし、地域医療の発展に寄与する』

この言葉のままではスタッフは十分に理解してくれません。この理念では①地域のかかりつけ医、②患者さんとの対話、③地域医療の発展——という3つのキーワードを掲げています。これらの言葉がそれぞれ何を意味するのかを理解させ、具体的な行動目標を示さなければ理念は浸透しません。

院長のイメージする「地域のかかりつけ医」が、患者さんだけでなく家族構成も理解しサービスに反映させるものだとしたら、スタッフには少なくとも患者さんの顔と名前、家族関係がすぐに思い浮かぶような努力目標が設定できます。さらに、カルテに患者さんの顔写真を取り込み、家族構成を添えることで全員が情報共有する、などのアイデアがスタッフサイドから提案されるようになれば、理念は十分に浸透したものと評価できるでしょう。

また、患者さんとの対話で、問診票だけでは伝えきれない患者さんの訴えを丁寧に聞き取る、さらに待合室での声かけなどのきめ細かな気遣いは、接遇ルールに活かすことができるでしょう。また、地域医療の発展は一クリニックの努力でできるものではありませんから、地域の医療機関とのスムーズな連携、紹介医との連絡調整も事務スタッフの重要な役割になります。

悩みが生じたら、まず経営理念に立ち返ってみることです。冷静に現状を分析し、組織が当初の理念と違ったベクトルに向かいかけている、スタッフが入れ替わるなかで理念の解釈が歪曲されている、などの齟齬が生じたら直ちに軌道修正しなければなりません。それを繰り返すことが経営なのです。クリニックを評価するのは、言うまでもなく患者さんです。すべてのスタッフが理念を念頭に患者さんの視点で判断し行動するという風土を作りだすのも、院長の責務です。そういった風土は必ず患者さんに伝わり満足度を向上させ、さらに地域のクチコミを伴って選ばれるクリニックへと成長するはずです。

(3) 診療所の院長はプレーイングマネージャー

プロ野球の草創期では、数多くのプレーイングマネージャー（選手兼監督）がいたようです。当時の南海ホークスを率いた知将、野村克也氏や、近年ではヤクルトの古田敦也氏などご記憶の方も多いでしょう。選手との溝が埋まり監督の意思が選手に浸透しやすいなどのメリットがある半面、監督としての客観的な判断が難しいというデメリットもあり、話題性という経済効果はともかく、十分な成果を出せず短命に終わることが多かったようです。プレーヤーとして個人の能力を最大に発揮し、同時にマネージャーとしてチームを指揮し優勝を目指すことの難しさが見て取れます。マネージャーに求められるスキルは、プレーヤー経験の積み重ねだけで得られるものではありません。そこが「名選手、必ずしも名監督にあらず」と言われる所以です。

さて、クリニックの場合はどうでしょうか。好むと好まざるとに拘わらず、開業と同時に院長はプレーイングマネージャーとなります。もちろん、勤務医時代のポジションが臨床と併せて、ある部門の管理者や部下の指導者であれば、これも一面では組織内におけるプレーイングマネージャーだったと言えるでしょう。

しかしそこには決定的な違いがあります。経営者である開業医は、プレーヤーとして質の高い医療を提供することに加え、事業損益、資金繰り、危機管理など健全経営に関するマネジメント能力、さらに人を雇用・教育し組織を運営するという人事的なマネジメント能力――総じていえば〝ヒト（人材）・モノ（施設）・カネ（資金）〟という経営資源をトータルにマネジメントする経営能力が必要とされるのです。

ところが、医師は卒前から開業に至るまでマネジメント（＝経営）に関する教育や訓練を受けたことがないのが普通です。だからこそ経営セミナーなどに積極的に参加する、開業後にまで責任をもつコンサルタントのサポートを得る、先輩開業医にアドバイスを求める等の努力は必須です。

また、個人経営といえどもスタッフを雇用する事業所ですから、法的な規制や社会通念上遵守しなければならないルールがあります。一般の企業が、弁護士や税理士、社会保険労務士など分野ごとに外部のエキスパートを顧問に迎えていることと同様に、院長にも独学のみに頼ることなく、クリニック経営に特化したプロのサポートを活用し、そして走りながらでも経営を学び、ご自身のマネジメントのノウハウを高めることをお薦めします。

2 組織をつくる

(1) 院長のリーダーシップとは

リーダーシップという言葉に皆さんはどのようなイメージをお持ちでしょうか。キーワードとしては〝信頼性〟〝指導力〟〝責任感〟〝(変化への) 対応力〟…等を挙げることが一般的でしょうし、どの単語をとっても間違いではありません。

しかし、古くから研究が進められた米国でも、リーダーシップ論は未だに確固たる定義は確立されていない分野なのです。時代や環境の変化があること、そして人にはそれぞれに個性があり、〝人（リーダー）〟が〝人（スタッフ）〟に対して発揮する能力だけに、永遠のテーマの一つなのかもしれません。

それを前提に、クリニック院長のリーダーシップについて考えてみます。

院長は、まず開業の前に志を経営理念にまとめ、その理念を実現するために〝この地域（この場所）で〟〝こんな患者さんに対し〟〝このような医療サービスを提供したい〟という医療コンセプトをまとめられました。それを具現化するべく、コンセプトに適ったハード（施設・設備等）を整え、そのハードを最大限活かすためのソフトとして──目的意識を共有し、達成を可能にする人材を雇用したわけです。ここまでは、経営者のマネジメント分野です。

次に、スタッフの力を最大限に発揮できるチームを組成し、スタッフ一人ひとりの高いモチベーションを維持した目標達成までのプロセスを指揮するわけですが、この指揮能力が院長のリーダーシップなのだといえるでしょう。指揮能力と一言でいっても漠然とした感がありますので、ここで先のキーワードを引用すると、①患者さん、スタッフからの信頼性、②スタッフを育成する指導力、③良質な医療と経営に対する責任感、④医業環境、市場環境の変化に対する対応力──ということになるわけです。そのためには、信念と行動が常に一致した一貫性を持ち、決してブレないこともまたリーダーシップに加わります。

さて、ピーター・ドラッカーは一流の経営者たちと接し、実にシンプルな言葉を用いてリーダーを定義づけています。『リーダーたることの第一の要件は、リーダーシップを仕事と見ることである…』。なるほど、リーダーシップを仕事と捉えれば、それは決して天賦の才ではなく、学んで身に付けられるもので、リーダーたる院長はその努力を怠ってはならないということでしょう。

(2) 文鎮型とピラミッド型――組織のあり方

かつての企業組織は、複数の管理職が階層的に連なるピラミッド型（ライン型）が一般的でした。右肩上がりの経済成長を背景とした大量生産・大量消費の時代に、企業は拡大と分業を進めるなかで、分業間を調整する意味で理に適った組織だったといえます。また、従業員の終身雇用を前提に、目指す上位ポストを数多く設定することで、労働意欲を促した側面もあります。

しかし、景気の低迷と情報のスピード化が進む現在、組織のスリム化と、迅速な意思決定・実行の観点から、従来の管理職ポストを減らし、一人の上位管理者が多数のスタッフを管理する文鎮型（フラット型、プロジェクト型）の組織が主流になりつつあるようです。

ところが、文鎮型組織に変更した結果、極端な権限の集中が起こり、大きな権限を持つ上位管理者と、持たない管理者の二極分化によってモチベーションが低下したという例もあります。設立時から文鎮型組織を導入したグーグルのように、円滑に組織を機能させるには、まだ課題が多く、頻繁に組織形態を変更する企業も少なくありません。

さて、クリニックの場合は文鎮型組織を敷かれる院長が多いようです。もっとも、小規模だからという理由で組織形態そのものを特に意識していない院長もいることでしょう。しかし、たとえ院長＋看護師＋事務員の3名だけでも、院長の指揮の元でそれぞれに明確な役割があるわけですから、すでに組織なのです。組織形態を整備する主な目的は、院長の意思決定と現場への指示が正確且つ迅速に伝わること、逆の下意上達もしかりです。こういった面では、文鎮型の組織が適合しているように思われます。

しかし、いつまでも院長が一人でスタッフ全員を管理し続けられるのか？　ということも課題です。一般にパートの比率が高いと、家庭の事情などにより自ずと離職率も上がります。新しいスタッフを採用する度に、院長が直接指導することが果たして効率的なのかどうか。また、スタッフの数が増え複数のパートでシフト体制を組むようになると、管理だけでも煩雑になり、院長の診療以外の負荷が大きくなります。

そこで、スタッフを束ねるマネージャーを育成し、役割を明確にしたピラミッド型の組織形態に切り替えるのも一考です。ここで大切なことは、スタッフからの〝報(報告)・連(連絡）・相（相談）〟の仕組みはしっかりと押さえておくこと。病院のように機能ごとに複雑な縦割り組織があるわけではありませんので、ピラミッド型といえども、シンプルに運営できるはずです。

もちろん、クリニックの組織形態に、どちらが正しいというものはありません。それぞれに一長一短があります。基本は院長が運用し易い組織を採用すれば良いわけですから、クリニックの規模や将来像を見据えて検討してみることをお薦めします。

(3) 配偶者の勤務とその影響

クリニックによっては、院長の配偶者（本稿では奥様とします）が何らかの形で、運営に関与するケースがあります。奥様が看護師で医療のサポートをする場合や、事務のリーダー的な役割を担うこともあるでしょう。院長にとっては以心伝心のパートナーですから心強い限りです。

しかし、実際はどうでしょうか？　奥様が常勤され、スタッフと円滑な関係を構築しているクリニックも多くありますが、基本的に女性スタッフは同性であり、また経営者でもある奥様との接し方に神経質になるようです。そこには「仕事がやり辛いな…」という本音があるのでしょうか。奥様の資質や適性にもよりますが、スタッフが奥様に心を開くまでには一定の時間を要すると思われますし、その間院長は対スタッフを奥様任せにせず、全体の動向に目を配るべきです。

ここで最も注意していただきたいのが、奥様の中途半端な関与です。非常勤で、且つ明確な役割を持たない奥様が、たまの出勤時にあるスタッフの行いを、皆の面前で叱責したらどうなるでしょう。叱責の原因に関係なく、スタッフが一斉に反発心を抱く可能性が高くなります。なぜでしょうか？　スタッフは、院長夫人を院長に準ずる経営者の一人と認めながらも、胸中には日常の業務や濃密な時間を共有する仲間ではないという意識もあるのです。だから院長からの指摘や叱責とは、受け止める意識が違うわけです。

このようなケースで、スタッフと奥様との間に生じた亀裂は、修復に苦労をすることが少なくありません。また、奥様を過度に擁護しようとすると、今度は院長への不信へとつながりかねません。最悪、修復不可能な場合には、退職を申し出るスタッフも出てくることも現実にあるのです。

奥様がたまにしかクリニックに顔を出さないのであれば、運営には一切タッチせず、スタッフにお茶菓子でも差し入れ「お疲れさまです」の一声をかけるに留めてはどうでしょうか。そこで、奥様が何らかの問題に気づいたのであれば、夫婦間の会話で院長が受け止め、院長主導で改善すれば良いのです。

奥様が常勤される場合でも、クリニックの組織機能は変わりませんから、まず奥様の業務範囲と責任――例えば受付の前線に立つ、裏方で経理業務を行なう等を明確にしたうえで、他のポジションの人材を採用するようにしてください。

また、一定の経営責任はご夫婦で共有するものの、現場における院長としての責任や権限（＝意思決定）は一本化するべきで、スタッフ面談なども、院長が一人で行なうのが良いでしょう。

⑷ マネージャーの必要性

まず、クリニックの運営にマネージャー職（中間管理職）が必要か否かということになります。院長の話を伺うと、あえてマネージャーを置きたがらない方が多いようです。「一人だけ特別扱いするのはどうか」「ポストが特権だと勘違いされるのではないか」…等さまざまな意見がありますが、一方には女性を管理職として扱うことに自信がないというのが本音なのかもしれません。

逆にスタッフの側はというと、これもまたマネージャーにはなりたくないという人が多いのです。「一人だけ突出せずに皆横並びのままが良い」「多少の昇給と引き換えに重責を負いたくない」…。女性の場合、より上位のポジションを得たいという願望よりも、組織の〝和〟を重んじつつ、自身のワークライフバランスを優先させたい傾向が強いのでしょう。

しかし、先の項で、ピラミッド型の組織を提案しましたが、この場合は役割として中間管理を担う人材が必要となります。

では、どのようなスタッフをマネージャーに選任したら良いのか。マネージャーにも一定程度のリーダーシップが必要とされますから、ドラッカーの言葉を借りれば、リーダーシップ能力を責任ある仕事として発揮できている人ということになります。つまり、実務スキルはいうまでもなく、院長をはじめスタッフ間の信頼が厚く、チームリーダーの資質を持った人かどうかで人選するわけです。この選考において年齢や職歴は関係ありません。

次に大切なのは、マネージャーに与える役割と権限を明確にすることとです。あるクリニックでは、マネージャーが勝手にシフトを組み替え、本人を土日連休としたことで、その分パートの勤務時間が超過してしまった。他には、昼近くの時間に待ち患者がいなかったため、マネージャー自身が断りもなく早めの昼食に外出してしまい、午前診療のぎりぎりに来院された患者さんへの対応に院長が苦労した、などのトラブルがありました。シフト変更に対する院長への報告・承認を怠った、昼の休憩時間のルールを勝手な判断で変更したというのは明らかに越権行為です。しかし、マネージャーに対する役割・権限が曖昧だと、こんなことが実際に起ってしまうのです。

マネージャーを置く場合は、事前に果たすべき役割と与える権限の範囲を明確に示し、権限の範囲であっても例外的な事態には必ず院長の判断と決裁を仰ぐようにすること。また、マネージャーであっても院長に対する〝報・連・相〟の義務は、他のスタッフと何ら変わらないことを徹底してください。

(5) 風土は目に見えない経営資源

一定の生活基盤を共有する人の集まりには、それぞれの環境に根ざした独自の風土が生まれます。また、その風土は内部だけでなく、外部に対しても強いイメージを発信する力を有するものです。地方の盛大な祭りなどは、風土から生まれたイベントを観光資源化しているわけですし、社風を自社の魅力の一つとしてアピールし、優秀な人材をリクルーティングする企業もあります。風土は数値化できるものではありませんが、良質な風土は組織や集団に高い付加価値をもたらすことは間違いなさそうです。

ところで、開業前に院長はどのようなクリニックの風土を想像されましたか？ そして開業後、イメージ通りの風土が醸成されたでしょうか？ あるいは、医療という極めて専門性の高いサービスの提供に、組織の風土など二の次だと考えておられるのかもしれません。

医療機関は保険診療を行なっている限り価格優位性を打ち出すことはできません。ですから、競合との差別化は、医療の質の高さに加え、スタッフによる適切な患者さんへのフォローが重要なポイントとなるわけです。院長はもとより、院長よりも患者さんと接する時間の長いスタッフが、患者さんとどう接し、患者さんの視点を持った対応に心がけるのかが要求されるわけです。それを支えるのがクリニックの風土です。

では、良質な風土はどのようにして醸成されるのでしょうか。その源泉は、理念に基づく組織の秩序と、闊達なコミュニケーションです。秩序意識が高いだけでは、院長の権威だけが強調されかねませんし、コミュニケーションだけでは単なる仲良し集団となってしまいます。秩序とコミュニケーション、双方の意識を同時に高めなければ、良質な風土は醸成されません。

常に目指す目標と、進むべきベクトルを共有し確認しあう。些細なトラブルであっても問題意識を共有し、改善を皆で考え実行する。これを繰り返すことで風土が芽吹き徐々に醸成されるわけです。また、少人数が濃密な人間関係を形成するだけに、緊張感と同時に絶えず明るい雰囲気づくりに心がける必要もあります。これらは院長がリーダーとして率先垂範しなければならないことでもあります。

患者さんは常にクリニック内の雰囲気に敏感です。待ち時間にはスタッフの動きに注目していますし、それがクリニックの評価につながる部分もあります。そのために、基本的な接遇スキルを身につけるのは当然ですが、診療前後の患者さんへの対応だけではなく、テキパキとした事務処理、電話応対、スタッフ間の連携、待合室の様子への目配り・声掛けなどをスタッフ自身が気持ちよく行なうことが重要で、それらを司るのが風土なのだといえるでしょう。

余談ながら、行きつけの小料理屋が居心地良いのは、必ずしも店主の創る料理の味だけではないでしょう。飲食業と医療機関を比較するのはいささか不謹慎の感もありますが、小料理屋（＝クリニック）には高級料亭（＝病院）にはない、リラックスした顧客（＝患者）との顔の見えるコミュニケーションやサービスがあります。料理人の店主（＝院長）は馴染み客の好み（＝病歴）を熟知し、その日の客の顔を見たとたんに何を欲しているのか（＝主訴）を察知します。この感覚は従業員（＝コメディカル、事務）にも以心伝心なのでしょう。従業員の気の利いた心遣いが嬉しいものです。こうした風土が紹介客を呼び、さらにクチコミで伝わり繁盛店となるわけです。小料理屋と料亭は、共に旨い料理（＝医療）を提供する業種ながら、サービスの質が違う（＝機能分化）わけです。

いかがでしょうか。クリニック経営にも共通するものを感じませんか。

(6) 院内ルールの明確化

常勤・パートに拘わらず、スタッフの雇用に際して事前に就業規則を整備し、説明することは経営者の責務ですが（法的には、常時10人以上の労働者（パート、アルバイト含む）を使用する事業所は就業規則を作成し、所轄労働基準監督署長に届け出ることが義務づけられています）、この規定に記されるのは法令を遵守した権利・義務の明確化と最低限の守るべき労働のルールです。

この項でいうルールは、スタッフが気持ちよく働き、患者さんにも好印象を与える職場環境を作り出し、同時にクリニックに品性をもたらす共通言語です。〝5S〟（整理・整頓・清掃・清潔・躾）など、業種を問わず採用している職場は多いでしょう。5Sとも意味は重複しますが、他にも、①身だしなみ、②挨拶・言葉遣い、③電話応対、④繁忙期の仕事の優先順位、⑤報・連・相の方法、⑥出退勤時の注意、⑦スキルアップのための自己啓発、⑧健康維持のための自己管理…、等が考えられるでしょう。

これらのルールを決める際には、抽象的な言葉だけの目標とせずに、一つひとつのルールに対して、具体的な目的と〝守るべきこと〟〝してはならないこと〟を明確に規定することが重要です。曖昧な表現では、スタッフの解釈によって行動が変わってしまいます。

例えば、身だしなみでは、医療機関はまず衛生重視ですから、長い髪の毛は束ねる、爪は短く切り揃え色つきのマニキュアは控える、香水は使わない、朝礼時にスタッフ同士でチェックし合う、といった患者さん本意のルールになるでしょう。出勤時間では、診療開始時間が朝9時からであれば、それまでに清掃と予約患者のカルテの整備（紙カルテの場合）などの準備が必要ですから、遅くても15分前には出勤するようにというルールができあがるわけです。

さて、ルールを決定するのは院長ですが、皆が働きやすい職場環境の整備という目的からは、スタッフも参加して検討することも良いでしょう。医療機関として守るべきルールに加え、女性主体の職場という意味では、女性スタッフの意見も尊重することで、院長には運用しやすく、スタッフにも納得感の高いルールが出来上がるはずです。また、ルールは必ず書面化し、誰もがいつでも確認できるようにすること。さらに、チェックシートを用意しスタッフ同士で確認し合うなどの工夫も有効です。

3 女性中心の職場の特性を理解する

(1) スタッフ評価の透明性

開発や生産、販売などを生業とする組織では、成果主義の導入に伴い、成果主義評価制度やそれに連動した給与制度を導入するケースが多く見られます。しかし、クリニックのスタッフに求められる能力は、患者さんに対するサービスの質の高さということになりますから、一般にいう成果主義評価制度は馴染みません。そこで、スタッフの能力開発に重点を置いた、行動目標達成評価を導入されることをお薦めします。

行動目標達成評価の詳細は後述しますが、目的の一つは、スタッフ自身が、何に対して、どのような努力目標を持ち、どの程度の成果を上げたら、どういった評価を受けるのかを自覚することで行動計画が明確になり、モチベーションが高まることにあるわけです。ですから、評価の内容や基準が可視化され、且つ公平なものでなければ機能しませんし、これがキチンと機能すれば、「なぜ、私だけが…」「なぜ、あの人だけが…」などの不満が出てくることはないはずです。

採用についても同様です。クリニックは、一般的に中途採用者のみの人員構成となります。労働契約は、事業者と労働者が個別に行ないますから、本人の年齢、実務経験の有無、前職での賃金等を考慮し、双方の合意によって契約を締結するわけです。その際に重要なことは、採用基準や給与規定の公平性を院長が守ることです。院長と以前の勤務先が同じ職場のスタッフで力量が分かっている人であったり、有力な紹介者の縁故などの場合、評価が偏ってしまうことがあります。実力によって給与に差がでるのは良いのですが、あくまでも当クリニックでの貢献度や目標達成度によって差をつけなければ不公平感が生まれてしまいます。

一方で、給与については、経済環境やニーズ、地域による相場の差異があります。特に、昨今は看護師が慢性的に不足していますから、クリニックによっては確保するだけでも大変な状況です。そのケースについて考えてみましょう。

例えば、2名いる看護師のうちの1名が急な事情で退職し、すぐに欠員を補わなければならない場合を想定します。残っている看護師の時給が1500円でしたが、募集の結果、時給１８００円なら働きたいという人しか候補者が現れませんでした。しかも、今いる看護師よりも経験が浅く、どこまで戦力になるかは未知数です。さて、院長はどのように判断されるでしょうか？

候補者の希望をそのまま聞き入れ採用したら、軋轢を引き起こすことは目に見えています。では今いる看護師の時給を引き上げますか？　しかし、自分よりも経験の浅いスタッフと同額では彼女は納得しないでしょう。

このケースでは、クリニックの規定をしっかりと示し、給与条件面で院長が妥協してはいけません。折り合いがつかなければそれまでですが、それよりも、評価や給与制度の透明性と公平性が当クリニックの特徴であり、納得して気持ちよく働ける環境が整っていることを強調するべきです。

スタッフにとって職場の選択基準は、給料の高さだけではありません。仕事内容にやりがいが見出せ、フェアな環境と、より良い人間関係のなかで働けることを優先する人の方も多いのではないでしょうか。

しかし、看護師の長期欠員は日常の診療に差し障りますから、希望に適った看護師を採用するまでの間は、多少の出費を覚悟して期間限定の短期アルバイトや、紹介予定派遣などの利用も検討するべきでしょう。

(2) なぜ派閥が生まれるか

女性は男性に比べて、チームの調和と横並びの関係を重んじることは先にも触れました。クリニックは組織自体が小規模ですし、部署と呼べるような組織単位もありませんから、なおさらその傾向が強いのかもしれません。チームワークがキチンと機能し、緊張感に欠ける仲良しグループにならない限り、悪いことばかりではありません。

一方で、「女性が3人集まると派閥ができる」、などとも言われます。この派閥は、男性社会にもある共通の思想や利害関係から生まれる派閥とは少しニュアンスの違うものです。

横並びを好みながらも、本音としてある他人より一歩抜きん出たいという競争意識が、「自分の実力を誇示したい」⇩「(自分を評価してくれる) 仲間を得たい」⇩「多数で結束したい」

というように増幅されグループ化するのでしょうか。しかし、彼女たちとは関わりを持たずに、距離を置いて仕事に専念したいというスタッフも当然いるわけです。これが対立軸となると、派閥という一見目に見えない結束（概ね休憩時間の〝ヒソヒソ話〟程度ですが）が、いじめや嫌がらせといった目に見える暴力にまでエスカレートする場合もあります。あるいは、露骨ないじめにまで至らないまでも、対立がストレスとなって退職してしまうスタッフも数多くいます。そんな理由で、優秀な人材を失うのは、明らかにクリニックの損失です。

さて、出来上がってしまった派閥を、院長が解散を命じるのも大人気ない話ですし、その発生に気づかなかった院長にも問題があるわけです。

派閥が出来上がる原因の一つは、院長がスタッフの日常に関心を持たないことにもあります。リーダー（ボス）である院長が、常日頃から自分たちに関心を持って自分たちの仕事ぶりなどを見てくれていれば、あえて派閥を作る必要性もなくなるでしょう。やはり、一所懸命に仕事をしている以上、リーダーから何らかの評価を得たいというのは男女を問わず共通した感情だと思います。そういった環境にないからこそ、互いに評価し合い小さくとも良いから職場での満足感を得たいという指向性が派閥というグループを発生させるとも言えます。

だから、院長はスタッフのルーティンワークだけを見て、ミスさえなければ良し、患者さんからクレームがなければ良しとしていてはいけません。派閥が形成される動きはスタッフ間のコミュニケーションや日常の態度に必ず表れるはずですから、朝礼を欠かさず、また診療の合間にはスタッフの言動に関心を払ってください。定期的に行なう個人面談でも、業務上の相談のほかに、人間関係などメンタルな部分にも耳を傾け、決して自分（院長）がスタッフに対して無関心でないことを伝えましょう。

(3) 一方の意見で判断しない

スタッフを公平に扱うことに心がけているつもりでも、つい〝ウマが合う〟〝話がしやすい〟などの理由で、特定のスタッフからの報告や相談にばかり耳を傾けてしまうことがあります。また、性格的に気が強いスタッフと、逆に気の弱いスタッフがいると、弱い方を庇ってあげたくなるのも男性心理かもしれません。

ところで、相談者の一方的な意見だけで判断をしようとすると、真実を見誤ることがあります。ある研究によると、会話において男性は言語中枢がある左脳だけを使って話すのに対して、女性は右脳も含めた脳全体が働いているそうです。男性から見ると、女性の言葉に豊かな感情的表現を感じるのは脳の働きの違いに起因するのでしょう。ですから、女性スタッフの言葉から、どこまでが客観的な事実で、どこまでが主観的な感情なのかを読み取るのを苦手な男性院長が少なくありません。

次章の事例でも紹介しますが、相談がスタッフ間のトラブルに関係しているのであれば、一方だけでなく必ず公平に当事者の意見を聞かなければなりません。事実を知ると、実は当初の相談内容とは逆だった、などということがあるのです。

スタッフ間のトラブルの多くは、どちらかに１００％の非があるというものではありません。

例えば、「マネージャーの指導が自分にばかり厳しすぎる。これはいじめではないか!?」と泣かれて相談を受けたら、院長はどのように判断し対応しますか？　マネージャー職は仕事の実力と人格を認めて院長が任命したわけですから、まずマネージャーの判断を信じるでしょう。しかし、その場でマネージャーを全面的に擁護するような結論を出してはいけません。「院長はスタッフの訴えを全然信用してくれない」という不信感につながってしまいます。逆に相談者に同情し「それはマネージャーにも非がある…」などと口にしようものなら、今度は院長とマネージャーとの信頼関係が崩れます。

やはり、その場は相談者には毅然とした態度で、何が原因で、どのような指導を受けたのかを聞き、「後日、マネージャーからも話を聞き、そのうえで判断する」に留め中立の立場を守るべきでしょう。そのうえで、時間を置かずにマネージャーから話を聞き、事実を確認しなければなりません。真相は、度々の注意・指導にも拘らず、同じようなミスを重ねるスタッフに対して、マネージャーが少々厳しく叱責したというケースが多いものです。

叱責の表現は人によって異なるし、受ける側の感性もさまざまです。このようなケースでは、院長は相談者のミスに対しては軽く注意するに留め、マネージャーの真意を丁寧に説明するべきでしょう。

⑷ 褒める、認めるが女性の労働意欲を高める

仕事に関して男性と女性では違う欲求があるようです。一般に男性が他人に勝ち、より上位の地位を得たいと思うのに対して、多くの女性は〝褒められたい〟〝認められたい〟という欲求が強いと言います。個人差もありますが、お金は二の次なのかもしれません。

褒めて人を育てる、という言葉はさまざまな教育の場面で指摘されていますが、女性を褒めるのが苦手、という人は案外多いものです。そこに共通するのは、①スタッフの努力に対して「やってあたりまえ」という意識、②スタッフの努力に対して関心がない、③診療に集中するあまり、スタッフの行動に目を向ける余裕がない、④褒めること自体が恥ずかしい、あるいは褒め言葉を使えない…。いかがでしょうか。褒めることが苦手という院長には、思い当たる指摘があるのではないでしょうか。

クリニックでは、院長と同様にスタッフも多忙です。毎朝の清掃に始まり、受付業務、会計処理、電話対応、待合室の患者さんの状況にも気を配るなど何役もこなさなければなりません。看護師であれば、さらに医療安全に細心の注意が必要ですから緊張度も高まります。それらを最小人数で運営していくわけですから、当然残業や急なシフト変更も生じ

てきます。既婚者であれば、育児や介護などの家庭の事情もある場合がありますから「仕事なんだから、やってあたりまえ」という態度は、スタッフのメンタリティをひどく傷つけます。こういった日々のスタッフの努力に「ありがとう」の一言を添える習慣をつけてみませんか。

さらにいえば、内容を褒めることが大切です。たとえば「○○さんの親切で丁寧な接遇は、患者さんからの評判が良い」、「○○さんの几帳面な事務処理のおかげで、レセプトのミスがなくなった」などを全体ミーティングで評すのはどうでしょう。具体的な行動内容を褒めることで、スタッフにとっては院長や周囲から仕事を認められ信頼を得たというプラス思考が芽生え、モチベーションも高まることでしょう。そして、できるだけ多くのスタッフを評価する機会を作ってください。

(5) 叱り方にも愛情を

文豪、夏目漱石は「草枕」の冒頭で「智に働けば角が立つ。情に棹させば流される…」、と著しましたが、スタッフとのコミュニケーションに悩む院長の意識に共通する部分があるのかもしれません。

患者さん本位の良質な医療を提供して経営を支える一方で、組織をまとめ指揮を執るというのは大変な苦労もありますから、常にスタッフを思いやって行動をすることといっても、なかなか難しいものです。

前項(4)では、褒める・認めることが、スタッフのモチベーションを高めることを紹介しました。しかし、その意味では、業務上のミスや素行不良を叱り、指導するのも同じことです。ところが、褒めることと同様に、女性を叱るのが苦手というのも多くの男性に共通します。また〝怒る〟と〝叱る〟の違いをニュアンスとしては分かっていても、つい感情が前面に出てしまう人もいます。〝怒る〟は文字通り本人が一方的に怒りとして感情をあらわにします。一方〝叱る〟は相手ために愛情を持って不具合を指摘し改善を促す、いわば教育・指導なのです。つまり、叱るにしても、本人の人格を否定するのではなく、その理由となった〝行い〟を叱らなければなりません。院長には常にこの〝叱る〟を意識していただきたいものです。

これもまた、叱り下手の表れでしょうか。院内で回覧する申し送りノートに、院長や勤務される院長夫人が特定のスタッフに対する注意事項を書かれるケースがありました。これは、スタッフ間の心象を著しく悪くします。人物を特定しないまでも、誰を指すのかは自ずとわかりますし、「口頭で言えば済むことなのに…」「こういう注意の仕方は陰険だ…」という意識を全員が共有してしまうのです。やはり院長が、直接本人に口頭で注意するのが大原則でしょう。

あるクリニックの例ですが、レセプトの入力ミスをしたスタッフに対して、院長が待合室にも響き渡る声で叱責しました。医療事故にも繋がりかねないようなミスならともかく、単純な事務処理ミスです。他のスタッフはもちろん、患者さんにも聞こえたものですから、スタッフにとってはまるで見せしめにあったようなもので、反省よりも絶望感で落ち込んでしまいました。周りのスタッフはもちろん、患者さんも不快だったことでしょう。院長の不用意な一言は、それほどの影響力を持つのです。

ミスをその場で指摘し行いを喚起するという考え方もありますが、他のスタッフの目の前で叱るというのは逆効果です。この例では、やはりスタッフ本人を個別に注意するべきでしょう。そこで、なぜそのようなミスが生じたのか、再発を防ぐためにどうした良いのかを話し合ってください。それでも、同じようなミスを繰り返すのであれば、ペナルティとして反省文を提出させる、あるいは「皆さんに注意していただきたいこと」として院長名で書面にし、全員で回覧するなどの措置が必要です。

スタッフはレベルに合った仕事を与えるだけで育つものではありません。常に向上心を持たせて、チャレンジの機会を与えることが大切です。医療事故のリスクが高いようなものは別として、その過程で、ある程度の失敗は致し方ないのです。それよりも、日常の努力や成果を褒め、ミスを叱り指導することを繰り返すなかで、スタッフに気づきを持たせることが育成であるという認識を院長自身が持つことが大切です。

4 行動目標達成評価とフィードバック

(1) 試用期間中の院長の行い

スタッフの採用に際し、本採用への適性を判断する意味で3～6ヶ月間程度の試用期間を設定することが一般的です。試用期間に係る法的な規制や運用は後述しますが、ここでは試用期間中に院長が行なうべき注意事項を挙げます。

採用にあたり、院長はスタッフを履歴書で書類選考し、短い時間ではありますが面接で人柄を確認して決定したわけです。しかし、履歴書には本人が不利になるような事柄は書かないでしょうし、面接で過剰に自己PRしたりすることも珍しいわけではありませんから、正直なところ実力は未知数と言わざるを得ません。そのために試用期間を設定するわけですが、残念ながらその期間を有効に活用できていない院長もいます。

お互いにまだ人間関係ができていないから、入職したばかりでまだ慣れていないから…。こんな気持ちから遠慮が生まれるのでしょうか。「履歴書に書かれていた実務経験は本当？」「面接では○○はできますと言っていたのに…」、このような状況に気づいたときには、試用期間を経過していたなどということもあるのです。

試用期間は、文字通りクリニック勤務の適格性を試さなければならない期間ですから、その主旨を採用時にしっかりと相手に伝えてください。その際には、「当クリニックのスタッフは、最低でも○○について、○○程度のスキルを要しますから、○○までにマスターしてください」など、やるべき課題と期限を明確に示すことが必要です。それを個人面談でチェック・指導し、次の課題と期限を示します。3ヶ月などあっという間に過ぎてしまいます。試用期間だからこそ、厳しさが大切なのです。院長が厳しさを全面に出すことで、他のスタッフにも緊張感が湧きますし、フォローし合う空気も生まれるはずです。

(2) 行動目標達成評価とフィードバック

さて、本稿で度々登場するスタッフの評価について考察します。

まず、院長が求める理想的なスタッフ像があります。これを、行動ごとに分類してみましょう。

例えば、①接遇、②事務処理（含、レセコンの操作）、③勤務態度、④コミュニケーション力、⑤協調性、⑥職場改善への提案力——などが考えられます。また看護師であれば、これらの項目に加え、院長の診療補助や基本的手技、コメディカルとしての患者さんへの接し方等を挙げることができます。さらに、①の接遇では、(A) 挨拶、(B) 言葉遣い、(C) 身だしなみ、(D) 患者さんへの分かり易い説明等に細分化することができます。

スタッフは経験者も未経験者もいるわけですが、まず院長が理想とするスタッフ像を、皆が理解し共有することが必要です。経験者であっても、診療科や院長によって理想のスタッフ像も変わってきますから、入職時（開業前研修時）にコンセンサスを図るのは非常に大切です。

その理解の下に、最初の個別面談で院長の理想とするスタッフ像に対して、現在どのようなレベルにあるのかをスタッフ個々が自覚すること。そこから行動目標達成評価がスタートします。

新卒の正職員を3年かけて育成するような職場では、半年～1年単位の中期目標を立てた達成評価を導入することもありますが、パートが中心、あるいはパートのみで構成されるクリニックではスタッフの業務範囲は限定的ですし、営業成績などの数値目標ではなく、日常の行動目標ということになりますから、1ヶ月単位の短期で、且つ具体的な行動目標設定に重点を置くのが良いでしょう。1年間で12の目標を掲げ達成することは、スタッフにとっては達成感と同時に、常に高いモチベーションを維持する動機付けにもなります。

潜在能力や資質には個人差がありますから、評価の実施によって誰もが同じペースで成長するわけではありませんし、必ずしも院長の理想とする完璧なスタッフに育つとは言い切れません。しかし、個々スタッフが基本的なスキルを身に付け、創意工夫し、自分で考えて行動をする力が備われれば、それだけでも院長の負担はかなり軽減されるでしょう。

この行動目標達成評価の目的とルールを書面化し、全員参加のミーティングで説明してください。その際、評価によって人の優劣をつけることが目的ではなく、スタッフ個々の業務スキルとモチベーションを高めることが、理念に基づいた目指す医療を実現するうえで欠かせないことであるという解説をし、スタッフの理解を得ることが重要です。

さて、行動目標達成評価の実施に合わせて重要なのは、スタッフへのフィードバックです。このフィードバックが機能しなければ、評価の目的が薄れてしまいますので必ず実施してください。

まず個人別の行動目標達成シートを用意し、院長と共に求めた毎月の行動目標（簡単な目標であっても2課題程度が好ましいでしょう）に対して、本人が自己達成評価を記入します。これを元に院長評価をフィードバックするわけですが、目標も評価も具体的なものでなければなりません。例えば、行動目標が『待合患者さんに対する笑顔の声がけ』だったとしましょう。1ヶ月後の自己評価が『大体できたと思う』。〝大体〟〝思う〟これは感覚値でしかありませんから評価とはいえません。どこまでができて、何ができなかったのか。未経験者で受付業務が不慣れな間は、つい手元の作業に目を落としてしまい、患者さんの目を見て声がけすることを怠ってしまうこともあるわけです。

このスタッフの行いを叱責するのはフィードバックの目的ではありません。この場合であれば、『患者さんの目を見て声がけできなかった』回数を1週間単位でカウントさせ、限りなくゼロに近づけられるよう、具体的なアドバイスを行なうことが有効です。

スタッフの業務改善は、患者さんの反応のほか、改善の過程を数値化することで本人が自覚することができるはずです。この目標ではさらに『笑顔で…』が加わりますので、就寝前に鏡に向かって1日3分間の笑顔の練習を、というアドバイスはどうでしょうか。これも回数を数値できます。これらを引き続きの行動目標とし、併せて次月の行動目標を定めるようにしましょう。

院長も予め、スタッフを高評価する点、反省と改善を促す点、次月への期待をメモにまとめておくとフィードバックがスムースに進みます。評価とフィードバックはスタッフのモチベーションを向上させる有力なツールですから、何より丁寧な説明と、納得を得られることがポイントです。

フィードバックは振り返りと新たな目標を設定する場ですが、同時に院長の期待と、スタッフの考えというお互いの本音を語り合い、コミュニケーションを深める場でもあります。スタッフのクリニックに対する思いや、仕事から得た気づきなど普段なかなか交わすことのない会話は、スタッフの素顔を見る最良の機会だと思われますので、あまり畏まらず多少のリラックス感があっても良いように思われます。

この評価とフィードバックを実施するタイミングですが、次項で取り上げる月1回の個別面談とは目的が違うものの時間を多少長く設定し、同時に行なうことも可能です。また院長によっては、フィードバックのみ人材コンサルタントの同席を希望される方もいらっしゃいますので、柔軟に捉えて良いでしょう。

評価とフィードバックは、クリニックの制度として継続させるが大切ですし、また診療時間外に行なうことですから、院長にもスタッフにも負担がかからないように無理のない運用に心がけてください。

(3) 朝礼と個人面談

朝礼のありかたは、企業によってもマチマチです。毎日欠かさずという会社や部署もあれば、週1回、月1回、あるいは全社朝礼が定期的にあるだけで、部署ごとの朝礼は実施していないところもあるでしょう。

朝礼の目的と機能も多様です。経営理念を浸透させることを目的に、社訓や心得などを唱和する企業もあるし、トップ（所属長）からの通達のみを行なう企業もあります。あるいは、日々の各自の目標や行動を確認することが目的であれば、一人ひとりがそれを発表し全員で確認し合うということになります。

特に統計データがあるわけではないのですが、現業優先の企業では毎朝欠かさず実行しているところが多いことと、そのような企業は職員がイキイキとし、職場に活気を感じる印象があるのは事実です。

これは異業種の例ですが、女性ばかり8名の営業部署が、それまで週1回実施していた朝礼を改め、病棟看護師の申し送りに習い、毎朝起立したまま朝礼を実施。女性係長が進行をリードし、一人づつ前日の営業報告と気づき、当日の行動目標を発表するようにしたところ、部署内の風通しが良くなり、自然に先輩が後輩にアドバイスする風潮が生まれました。実際に部署の営業成績も伸びているということです。

クリニックはまさに現業そのものですから、朝礼は毎朝実施することをお薦めします。院長からの伝達事項や注意は必須ですが、患者さんからのクレームと対処の報告などは全員で話し合い共有しなければなりませんし、当日の予約患者に関する注意事項も、申し送りノートなどを踏まえ確認し合う必要があります。

朝礼には一日の始まりとして気を引き締めモチベーションを高めるという効果がありますが、逆に緊張感を解きほぐすものがあっても良いように思われます。司会を持ち回りにし、参加者の一人が1分間スピーチを行なうなどは多くの企業で実施しています。これは、朝礼のマンネリ化防止にも効果的です。あるクリニックでは、冒頭に院長が医療に全然関係のない趣味の話や、休日に観た映画の感想を話すことで、スタッフの緊張感を和らげ明るい雰囲気を作り出しています。

まずは、毎朝の朝礼の目的と機能を決め、そのあとどのようなアレンジをされるのかは院長次第です。

次に個人面談です。行動目標達成評価の個人面談と同時実施も可能ですが、面談の目的が異なることをご理解ください。

スタッフは院長と話したがっているものなのです。院長のことをもっと理解したい（当然、自分のことも理解されたい…）のです。ですから、個人面談では、朝礼では話し難い相談や、日常業務で気になる点、スタッフ間のちょっとしたトラブルなどに耳を傾けることが大切です。案外、スタッフの言葉に職場改善のヒントを見つけることができるかもしれません。逆に、評価の対象ではなくても、本人に関する気になる言動や、アドバイスもあるでしょう。それらを忌憚なく話し合うのが個人面談です。

個人面談における注意としては、直接・間接的に勤務に関わることなら別ですが、プライベートな相談は避けるのが賢明です。相手は女性ですから、既婚者であれば、夫婦間の問題など極めてデリケートなことであったりします。内容によっては、他のスタッフからの誤解も招きかねません。子育てや親の介護の相談などには、アドバイスできる部分もあるでしょうが、それでも原則的には避けるべきでしょう。つまり、スタッフの相談に応じるのは、院長が回答する言葉に責任を負える範囲でということになります。

もっとも、プライベートとはいえ家族の健康に関する相談はウェルカムなわけですが…。そのあたりはスタッフも十分心得ているでしょう。

5 できないスタッフを排除するのではなく、できるスタッフに育成する

(1) スタッフ教育の必要性

診療時間中、診察室にいる院長からは受付や待合室の状況を窺い知ることができません。患者さんを診察し治療することが医師として当然のプライオリティですから、スタッフや待機中の患者さんの状況など気にしてはいられないのでしょう。

しかし、患者さんからのクレームを院長が直接受けることがあります。例えば、「予約していたのに、〇分も待たされた…」「電話で問い合わせたときの、スタッフの説明が悪い…」。患者さんにお詫びしつつ、これには院長も「一体何をやっているのだ！」とカチンときます。そこで、女性スタッフを叱ることが苦手な院長は、「あの受付は使えないから、

早めに辞めさせよう」と短絡的な結論を出してしまいがちです。

要領の悪さが、患者さんの流れを滞らせてしまう、患者さんの誘導が下手といったスタッフは確かにいます。経営者としては仕事のできる人を選ぶことが重要なのはもちろんですが、できるようになるまで粘り強く教育することが使命なのだという自覚も必要です。

また、即戦力を期待して採用したクリニック勤務の経験者であっても、診療科や規模、院長の診療方針によってオペレーションが異なりますから、入職当初は戸惑うのは当然でしょう。最初から院長の期待するスタッフ像が、すべて備わった人などいないのです。だからこそ、人材育成が必要なのです。最終目的は、理念の実現にあるのだと考えれば、要領の悪さを責めるより、どうしたらスタッフが自律的に状況を判断し行動に移すことができるようになるのかに視点を置き替えて教育するべきでしょう。まさに、〝人材〟の〝人財〟化ということなのです。

(2) 優れたリーダーを支えるのは、優れたフォロワー

大型客船の安全な運航に、司令塔である船長のリーダーシップは欠かせませんが、その

船長を支えるのが、機関長、航海士、機関士、通信士といったプロのクルーたちです。乗客や積荷の安全と、船長への信頼は彼らクルーの完璧な連携の上に成りたっているわけです。航行中のトラブル時には、船長がクルーに意見を求め、クルーは専門とする職務領域についてベストな対策を船長に進言します。時に、船長と意見が分かれることがあっても、船長の意思決定に異を唱える者はいません。

つまり、安全に航海するための船長の仕事は、優れたクルーを起用し、リーダーシップを発揮することにあります。そこで起用されたクルーの使命が船長に対するフォロワーシップです。

やや、前置きが長くなりました。この比喩は、機能が多岐にわたる病院に当てはまりますが、ある部分でクリニックにも通じるものがあるでしょう。スタッフは院長を支えるフォロワーなのだという意識を持ってプロの人材を育成していただきたいのです。

船のクルーとは違い、クリニックの事務スタッフは特別に専門性の高い技術を要する仕事ではありません。では、どういった能力が院長へのフォロワーとなるのか？　それは、患者さんの視点という気づきを得ることです。予約制を採用しているクリニックでも、診療前、診察や処置、診療後の会計といった待ち時間が発生します。また、予約外の急患もあるでしょう。この時間に患者さんと接しているのはスタッフです。どうしたら患者さんの不安感やストレスを低減できるか、患者さんがどんなサービスを欲しているのか、そのためにどのような改善をしなければならないのかを患者さんの視点で常に考え、提案・実行のできるスタッフであれば、患者さんの院長に対する信頼感も増しますし、院長も安心して診療に専念できるでしょう。

事務的な作業をミスなくテキパキとこなすことは重要ですが、患者さんの視点に気づくというのが、院長への最大のフォロワーのように思えます。スタッフの教育ではそういったメンタリティを育むことも意識していただきたいものです。

6 法律を味方につける

(1) 試用期間を有効に活用する

試用期間中の注意事項については、先にも触れましたが、まずは法的な規定について理解する必要があります。とはいっても、試用期間に関する法律に限れば労基法21条の解雇予告の適用の除外で規定する試みの使用期間において、『雇い入れから14日以内の解雇については、解雇予告・解雇予告手当が不要』、といったところです。試用期間の期限にも法的制限はありません。しかし、1年を超えるような不当に長い期間は民法で定めるところの公序良俗違反となる可能性があります。やはり3～6ヶ月といった期間が妥当でしょう。本人の同意があれば、試用期間を延長することも認められますが、その場合は予め就業規則に延長に関する事項が明記されてなければなりません。

さて、試用期間とはいえ、院長が一方的に雇用契約を解除できるものではありません。労働契約はすでに成立しているので、労働者は正式採用者と同じ権利を持ちます。ですから、契約の解除は解雇ということになり、労働契約法に定める正当な事由が求められるわけです。しかし、過去の判例では試用期間を「試用期間中に不適格であると認めたときは解約できる旨の特約上の解約権が留保されている、特約権留保付の雇用契約」と結論付けました。つまり、本採用後の解雇より裁量権を広く認め、ハードルを下げているわけです。

これをどのように運用するのかが、就業規則を制定するうえで重要になります。

さて、改めて試用期間中に院長が注意すべきポイントです。

例えば、試用期間を3ヶ月としても、解雇予告と予告手当が不要な最初の14日間が最初の判断のポイントになります。しかし、未経験者に対して2週間で仕事のスキルを求めるのは現実的ではありません。よって、主に本人の勤怠から適格性を判断することになります。その期間中に、①履歴書に虚偽の記載が発見された、②遅刻や無断欠勤があった、③勤務態度や言葉遣いに対して患者さんからクレームがあった、④職場の秩序を乱す言動があった、⑤院長が注意しても改善がみられない——等が見られたら不適格とするべきでしょう。問題の芽は早めに摘み取ることも院長の大事な経営判断です。以後については、前述のとおり、試用期間を無駄なく短いスパンで課題と指導を繰り返し、適格性を判断するようにしてください。

(2) 経営者が押さえておきたい〝労働基準法〟と〝労働契約法〟

事業所のコンプライアンス遵守の機運に同調して、労働者の権利意識が高まっています。

関連法規はインターネットでも簡単に検索でき、分かりやすく解説されていますから、働く側の権利意識をさらに後押しする環境にもあります。これが労使間のギャップを生み、トラブルに発展するケースが少なくありません。

実務は外部の有資格者に依頼しても良いのですが、スタッフからの労務に関する質問にある程度答えられなければ、「院長は経営者のくせに、こんなことも知らないのか…」と思われかねません。院長なりに労務に関する基本事項を押さえておく必要がありそうです。

雇用に関連した主な法規としては、労働基準法、労働契約法、最低賃金法、労働者災害補償保険法、雇用保険法等が挙げられます。職員が女性主体というクリニックの特性を考えれば、パートタイム労働法、育児・介護休業法なども加わるでしょう。労務管理のすべてが、これら労働法の規制下に置かれています。ここで基本だけでも院長に押さえておいていただきたいのが、労働基準法と労働契約法です。

1 労働基準法

労働基準法は、１人でも従業員を雇用するあらゆる事業所で適用される、労働者を保護の対象とした法律で、賃金、労働時間、休日、休憩等の労働条件に対する最低基準を定めたものです。これは強行法規（法令の規定で、それに反する当事者間の合意の如何を問わずに適用される規定のこと）ですから、たとえスタッフとの間の合意があっても、定める基準を下回る条件は無効となります。

また、パートであっても労働者の権利は正職員と何ら変わりませんから、一部条件の違いがあるものの同法の適用を受けます。

例えば、法定労働時間をご存知でしょうか？「1日8時間」。正解ですが、この回答だけでは不完全です。同法では、休憩時間を除き、1日8時間、1週40時間（特例措置として常時10人未満のクリニックは44時間）と定め、これを超える労働を禁じています。では残業が発生した場合はどうでしょう？「時間外の割増賃金を支払えば良いのでは」。この回答も不完全です。

超過勤務については、まず就業規則に時間外労働や休日出勤がある旨を明記し、さらに同法36条に規定する労使間の協定（通称サブロク協定）を書面で締結し、労働基準監督署に届け出ることが要件となります。当然、時間外労働の時間にも制限がありますし、割増賃金も時間や曜日によって割増率が細かく規定されています。

同法の違反行為は罰則が適用されますので、院長は最低でも、①法定労働時間、②休憩・休日、③時間外労働、④賃金――等に関するルールは知っておく必要があるでしょう。

労働者の保護は、使用者（院長）の責任なのです。院長が正しい法知識を持つことは、スタッフに対抗することが目的ではなく、スタッフとの良好な関係を築くための手段なのだと心得てください。次に、労働契約法です。

２ 労働契約法

同法は、平成20年３月から施行された比較的新しい法律で、労働契約の締結に関して、労使双方の権利・義務関係について公平性と透明性をルール化したものです。同法の施行以前は、労働契約に関する体系付けられたルールはありませんでした。同法が制定された背景には、産業構造の変化や就業形態の多様化に対して、契約ルールが対応できずに個別労働紛争が増えたことにあります。

労働契約は、労働者が事業所に労働力を提供し、事業所はその対価を給与という形で支払うことに関する付帯条件を個別に定めるものです。前提としては、労働基準法を遵守するわけですが、事業所対個人という関係では、交渉の過程でどうしても事業所側に有利に力が作用する傾向があります。これは労働法の意と反しますので、新たな法律によって個別の契約に介入してきたわけです。

労働契約では、「言った。言わない…」のトラブルを防ぐために、合意事項について労働契約書を作成したり、明示した書面を交付するべきでしょう。そこに記載するべき事項として、

①労働契約の期間
②就業の場所及び従事すべき業務内容
③始業・終業の時刻、休憩時間、休日、休暇等労働時間に関する事項
④賃金の決定、計算・支払い方法、賃金の締切り及び支払いの時期
⑤退職に関する事項
⑥退職手当の適用される労働者の範囲、退職手当の決定、計算と支払い方法、時期に関する事項

⑦退職手当を除く臨時の賃金及び最低賃金額に関する事項
⑧労働者に負担させるべき食費、作業用品等に関する事項
⑨安全及び衛生に関する事項
⑩職業訓練に関する事項
⑪災害補償及び業務外の疾病扶助に関する事項
⑫表彰及び制裁に関する事項
⑬休職に関する事項
が挙げられます。

①〜⑤は労働者に対する書面の交付が義務付けられており、⑥以降はこれらの制度を採用するときのみ、明示した書面を交付することになります。なお、これらの条件を就業規則等に明示し交付することで代用することもできます。

低迷する景気を反映してか、最近は労働条件を途中で変更する事業所が増えています。労働契約締結後であっても、対等な立場を前提とした双方の合意により変更は可能ですが、

その場合には、①労働者の受ける不利益の程度、②労働条件の変更の必要性、③変更後の就業規則の内容の相当性、④労働者の過半数を代表する労働者との交渉の状況―に合理性が求められます。また、変更後の就業規則を労働者に周知徹底させなければなりません。

(3) 解雇のルール

労働契約法の16条で「解雇は、客観的に合理的な事由を欠き、社会通念上相当であると認められない場合は、その権利を濫用したものとして無効とする」と規定していることは皆さんもご存知でしょう。

ここで問題なのが、〝客観的に合理的な事由〟〝社会通念上相当〟をどう解釈し、就業規則に反映するのかということです。事前の合意のうえでの退職だったはずが、あとから「これは、不当解雇ではないか！」と言い出し、労働基準監督署に駆け込むなどのトラブルが絶えないのは、解雇事由の曖昧さに一因します。

一般的には、明らかな違法行為の他、当事者以外の第三者が見ても解雇やむなしと判定されることが解雇の事由となるわけですが、例えば「勤務態度が著しく悪く、指導を行なっても改善の見込みがないとき」を解雇事由の一つに明示していた場合はどうでしょうか？文章としては、意味するところは誰もが理解できますが、勤務態度や指導の程度については個人によって解釈に差が生じる可能性があるので、さらに補足が必要です。

勤務態度は簡単に定義できるでしょう。つまりは、場面ごとの行動に関するルールを定義し、それに反しているかどうかの判断ということになります。接遇規定も当然含まれます。大切なのは注意と指導です。口頭での注意だけでは解雇要件をクリアしません。改善に向けどのような指導段階を踏んだのか問われます。

その際に事前に規定・実施していただきたいのが、制裁のルールです。当然、制裁の以前にも注意・指導を行なうわけですが、それでも改善されない場合には、①譴責（始末書の提出）⇩②減給（始末書を書かせ、給与の一部を減給）⇩③出勤停止（始末書を書かせ、自宅謹慎）⇩④降格（始末書を書かせ、職位を下げる）⇩⑤懲戒解雇という制裁措置のステップを踏むようにしてください。この際に注意が必要なのは、憲法で定める一事不再理（二重処罰の禁止）の原則です。同じ事犯に対して一旦下した処分に加え、後日新たな処分を下すのは二重処罰となりこれを禁じているものです。

さて、制裁のルールに加えさらに重要なことは、本人の反省文なども含め、注意と指導、制裁の記録を文書化し、時系列に保管しておくことです。労働基準監督署が介入した場合、同署は労働者の主張に沿って事業者を詰問する場合もありますから、解雇に至るまでの明確な証拠を持ち、理路整然と対応することです。あくまでも、解雇することが目的ではない（実際にそうですから）ことの理論武装がリスクの回避につながるわけです。

しかしながら、解雇というのは双方に気持ちの良いものではありませんし、禍根を残す可能性もありますから、解雇する側の院長の方が遥かにエネルギーを要します。

解雇を逆恨みされ、地域でクリニックの評判を落とすような言動をされたらダメージは計り知れません。ですから、指導における本人との対話のなかで「これまで私もねばり強く注意と指導をしてきたはずだが、あなたはクリニックの仕事には向かないのではないか。謹慎中に自分自身でよく考えてみて欲しい」と、自主的に退職する方向へ導くのがより望ましい方向だと思われます。「あなたはクビだ！」、「他のスタッフも、皆あなたを不快に思っている」などの気持ちが仮にあっても、言葉は慎重に選ぶことが大切です。これは一種の駆け引きでもあるので、自信がないようであれば、解雇やむなしとした段階で、社会保険労務士など法律に精通したプロのサポートを受けることをお薦めします。

7 労務管理に関する諸理論

労務管理については、これまで世界中で様々な理論が展開されてきましたが、以下に定番的なものを紹介しましょう。これらの理論が絶対というわけではありません。それぞれが多少近しい接点を持ちながらも、独自の視点を持つもので、つくづく組織は〝人〟なのだということを考えさせられます。また、提唱者の多くが心理学者ということも、興味深く惹かれるものがあります。

初出はすべて古いものなのですが、これらの理論が現在に至るまで多少の表現を変えながら継承されていることを実感します。これらの理論は、インターネットでも簡単に検索できますし、関連書籍も出版されておりますので、一読されることをお薦めします。

(1) 人間関係論――エルトン・メイヨー、フリッツ・レスリスバーガー

メイヨー、レスリスバーガーらが産業心理学の手法を用いて、ウェスタン・エレクトリック社のホーソン工場で行なった実験から得られた理論。工場内の室温、環境、騒音などの変化が、作業者の能率にどのように影響するのかを実験したところ、劣悪な環境で働こうと、理想的な環境で働こうと、あまり能率に影響しないことを発見。分析の結果、世界的な価値ある実験に参画していることが作業員たちのモチベーションとなって作業能率を高めたという結論に至り、人の労働効率を高めるためには、経済的合理性よりも、感情へのアプローチが重要であることを説いたもの。

関連書籍

・『産業文明における人間問題』(メイヨー著/日本能率協会)
・『経営と勤労意欲』(レスリスバーガー著/ダイヤモンド社)

(2) 欲求5段階説――アブラハム・マズロー

マズローは、人のあらゆる行動の動機を階層的な構造で解析。人の欲求は、５段階のピラミッド型の構造をしており、底辺から、⑤生理的欲求（食事、睡眠など生きるための基本的欲求）⇩④安全欲求（危険を回避し生命を守るための欲求）⇩③社会的欲求（家庭、会社など社会的な帰属欲求）⇩②自我欲求（周りから認知され、賞賛を求める欲求）⇩①自己実現欲求（自己目標を達成し、あるべき自己の姿を獲得したいという欲求）と１段満たす毎に常に上段を志すというもの。

関連書籍
・『人間性の心理学』（マズロー著／産業能率大学出版部）
・『完全なる経営』（マズロー著／日本経済新聞社）

(3) X理論とY理論――ダグラス・マグレガー

欲求５段階説を基本にマグレガー提唱した、人間のモチベーション理論。X理論を、「本来人間は労働が嫌いで、強制や命令がなければ働かない」と捉え、Y理論では、「労働は人間の本性であり、条件によって積極的に働く」というもの。両極端なX理論型、Y理論型はないにしても、人は、X－Yを結ぶ線上のどこかに位置するという考えから、X理論型に対しては命令的・強制的な管理が必要であり、Y理論型に対しては、目標管理職や経営参画などが有効である。また、リーダーは意識してY理論型の行動を実践しなければならないとしたもの。

関連書籍

・『新版・企業の人間的側面』（マグレガー著／産業能率大学出版部）

⑷ マネジリアル・グリッド理論――ロバート・ブレーク、ジェーン・ムートン

ブレークとムートンが提唱したリーダーシップの行動科学理論。リーダーシップの行動スタイルを「人への関心」と「業績への関心」の視点で分類。人への関心を縦軸に、業績への関心を横軸にそれぞれ1～9段階に分け81のマネジメント・グリッドから典型的な5つのリーダーパターンを抽出。1・1型（人にも業績にも無関心な消極型）、1・9型（業

績に固執せず、人間関係を優先する人情型）、９・１型（業績重視で部下に関心のない権力型）、９・９型（高い業績と組織の信頼も厚い理想型）、５・５型（業績と対人関係のバランスのとれた中庸型）としたもの。

関連書籍

・『期待される管理者像』（ムートン著／産業能率短期大学）
・『期待される管理者像―新グリッド理論』（ブレーク、マッケーンス著、産業能率大学出版部）

(5)　ＰＭ理論――三隅二不二

三隅二不二が提唱したリーダーシップについての代表的な理論の一つ。社会のさまざまな集団機能の観点から、リーダーシップの分類を試みるなかで、集団機能はＰ（Performance Function／目標達成機能）、とＭ機能（Maintenance Function／集団維持機能）で構成されているとし、各々の機能の強弱によってリーダーシップを、①ＰＭ型

（生産性を高め目標を達成する能力と、集団をまとめる能力を備えたリーダーの理想像）、②Ｐｍ型（目標達成能力はあるが、集団をまとめる能力に欠ける）、③ｐＭ型（集団をまとめる能力はあるが、目標達成能力に欠ける）、④ｐｍ型（目標達成能力と集団をまとめる能力が共に弱い失格リーダー）と４つに表した。１９６６年の提唱ながら、この理論の応用は日本だけでなく、広く海外でも定着している。

関連書籍

・『組織変革とＰＭ理論』（集団力学研究所編／ダイヤモンド社）

第2章

事例編

こんなとき、どうしますか⁉

事例1

経営理念

スタッフが経営理念を認識していない

経過

N小児科は開業して3年。駅に近い新築ビルの2Fという好立地で、夫人と二人三脚で頑張ってきた。開業当初こそ苦労したが、「患者さん第一主義」の理念のもと、順調に患者数も増えてきている。スタッフも定着しはじめ、診療所の経営も完全に軌道に乗り、そろそろ夫人も診療所経営の表舞台からは引退しようと考えている。

そんなある日の午後のこと。

N小児科の午後の診療は3時からだが、午前の診療が終了し最後の患者さんが引き上げてから10分ほど。受付スタッフが2Fにエレベーターが停止しないようロックをかけようとしていたときに、赤ん坊を抱いた母親がやってきた。スタッフは、午前の診療が終了したこと、午後の受付開始時間は2時45分に開始すること、それまではエレベーターが2Fに停止しないようロックすることなどを伝え、再度、来院していただくよう説明した。午後に大事な予定があるという母親だったが、その時間であれば午後一番で診療してもらえるという話に納得し、一旦引き上げた。

さて、その母親がスタッフから言われた通り、２時45分にエレベーターで診療所のフロアに降り立つと、既に２組の患者さんが待合室に座っているではないか。釈然としないまま、午前とは違うスタッフが立つ受付に行き聞くと、「２時45分という決まりにしているが、実際は２時40分頃にはロックを解除することが多い」という。

その母親から苦情というトーンではなかったが、診察室で経過を聞かされたＮ院長は、診療を終えて帰宅すると夫人に予約制の導入を相談した。今日のような行き違いも起こらないだろうと考えてのことだ。夫人の賛成も得て、２ヵ月後、予約制に踏み切った。運用に不安があったが、何とか定着しそうだと胸を撫で下ろしたＮ院長だったが、ある日「事件」が起こった。

ぐったりとした幼稚園児見当の男の子を連れた母親が予約20分前にやってきた。昨日の午後から微熱があったのだが、今朝になって少し嘔吐したという。それを聞いたベテラン受付スタッフの対応はというと…。

「あと２人で予約の順番になりますから、もう少しお待ち下さい」。

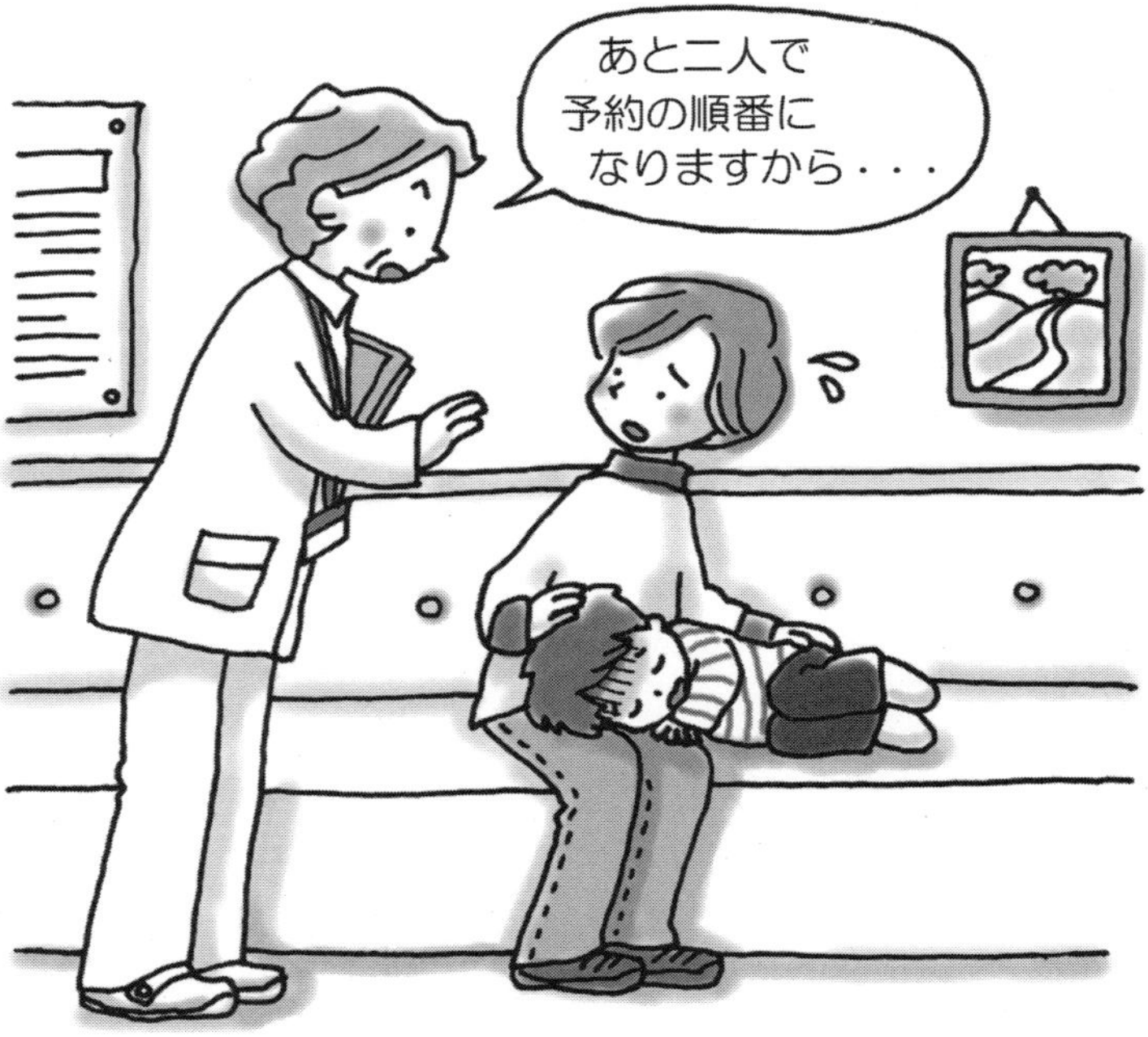
あと二人で
予約の順番に
なりますから・・・

不安そうな表情で、待合室の長いすに男の子を寝かせた母親を見た院長夫人は、順番を飛ばして診察に案内するように言いかけたが、思いとどまった。もうすぐ現場を離れようとしている自分が、できればマネジャーになって貰いたいと考えているベテランスタッフに恥をかかせることになるのではと、躊躇したのだ。ようやく順番が来て診察室に入った男の子の状況は、幸いにそれほど重いものではなかったのだが…。

Q 問題点はどこでしょう!?

これまでのところで、スタッフの対応その他で、問題と思われるところを書き出してみてください。

ここまでの問題点

ここまでの経過の問題点と考えられるところは、以下のようなものです。

まず、最初のケースですが、スタッフが言った午後のエレベーターが動く時間を忠実に守った患者さんは、「午後一番で診てもらえる」という期待で来院しています。しかし、結果としては、既に受付を済ませた患者さんがいたため、3番めになってしまいました。まず、僅かな差ですがルールと実態の違いについて、午前担当の受付スタッフは説明していません。さらに、「午後一番で受診できる」という話をしながら、午後担当に何の申し送りもしていません。午後担当の受付スタッフにしてみれば、「一番に受診できるはず」だったといわれても、突然のことで対応できなかったのでしょうが。

2番めのケースでは、予約というルールをキチンと守ろうという意識から、「もう少しお待ち下さい」という対応になったのでしょう。また、「具合が悪い」患者さんは、この男の子だけではなく、来院しているすべての患者さんが、具合が悪いからきているという意識なのかもしれません。だから、このケースでも割り込み受診としたら、予約制そのものが瓦解するという意識もあったのかもしれません。いずれも、対応したスタッフにしてみれば、ルールに則った正当な対応だったということでしょう。しかし、「例外のないルールはない」という言葉もありますが、柔軟な運用ができなければ、ルールが組織を硬直化させるというリスクも出てきます。

この２つのケースに共通し、なおかつ最も重大なことは、N小児科クリニックの「患者さん第一主義」という理念からは遠いところにいるということです。

少し考えてみましょう。最初のケースですが、母親の午後の要件の内容や緊急性などについては分かりませんが、午前の診療終了直後に来て、午後の時間を確認し、スタッフの言葉に従って「午後一番めの受診」を期待してきた患者さんに対し、「ルールですから残念でした」という対応では、母親が裏切られたという感情を抱いたとしても不思議ではありません。受診しなければならないし、午後の時間も気になるという母親の気持ちを、ホンの少しだけ汲んであげれば、既に受付を済ませた患者さんに状況、事情を説明し、「可能であれば順番を入れ替えても差し支えないか」といった確認はできたのではないでしょうか。結果、拒否されたとしても、母親としては納得するのではないでしょうか。

２つめのケースは、ルールの遵守といっても状況や程度があると思われます。もし、男の子が重篤な状況だったらどうなっていたでしょう。苦しんでいる男の子や母親の立場に少しでも立てば、少なくともN院長に、どう対応するか確認できたのではないでしょうか。その男の子と母親の姿を見ていた、周りの患者さんたちも辛かったかもしれません。考えすぎかもしれませんが、ひょっとしたら周りの患者さんは「自分の子がこの男の子のようにぐったりしていても、順番通りなのか」と感じたかもしれません。

このケースでは、院長夫人が現場にいました。開業前から二人三脚でやってきた夫人は、N院長の「患者さん第一主義」を最も良く理解しているはずです。その理念に基づけば、奇妙な遠慮はしなくて済んだのではないでしょうか。

Q どう対処しますか!?

さて、このケースの問題点は上記の通りです。あなたであればどう対処しますか。以下に考えられることを書き出してください。

その後の経過

男の子の診療を終え、お昼休みになったとき、N院長は出勤しているスタッフ全員に「5分で済むから」といって緊急招集をかけました。そしてこう切り出しました。

「N小児科クリニックの経営理念は『患者さん第一主義』です。予約制も患者さんの利便性を考えて導入しました。そして予約制は目安と考えてください。予約がなくとも救急の患者さんの優先順位が第一です。困って当院を頼りにして来院した患者さんが、私が診るべき患者さんです」

これに対し、スタッフからは「N先生、救急優先という先生のおっしゃることは分かりましたが、経営理念が当院にあったんですか!?」

N院長は愕然としました。しかし、経営理念を院内に掲示していませんし、普段、スタッフに対し、理念の話をした記憶もありません。かろうじて採用時の面接の際に、簡単に触れた記憶はあります。むろん、ホームページを開けば、そこには「当院の理念」というページはあります。でも、それだけでした。ひょっとしたら、スタッフよりもホームページを覗いて来院してきた患者さんのほうが、N小児科の経営理念を認識していたかもしれません。

帰宅したN院長は夫人と反省会を開きました。診療所開業や経営に関するセミナーや書籍にも、経営理念の重要性については繰り返されていました。そして、開業コンサルタントからも、経営理念を作成することが開業の第一歩と言われていました。だからN院長も、開業に際して経営理念を作り、ホームページにも掲載したのです。しかし、そこで安心というのか満足してしまっていたようです。そこで、改めて、以下のことを決めました。

①経営理念に解説を加え、分かりやすくした上で、院内掲示する。

②来月から朝礼を毎日行なう。そこで、経営理念を唱和する。

本当は、定期的なスタッフとの面接など、もっと色々とやらなければならないことに気

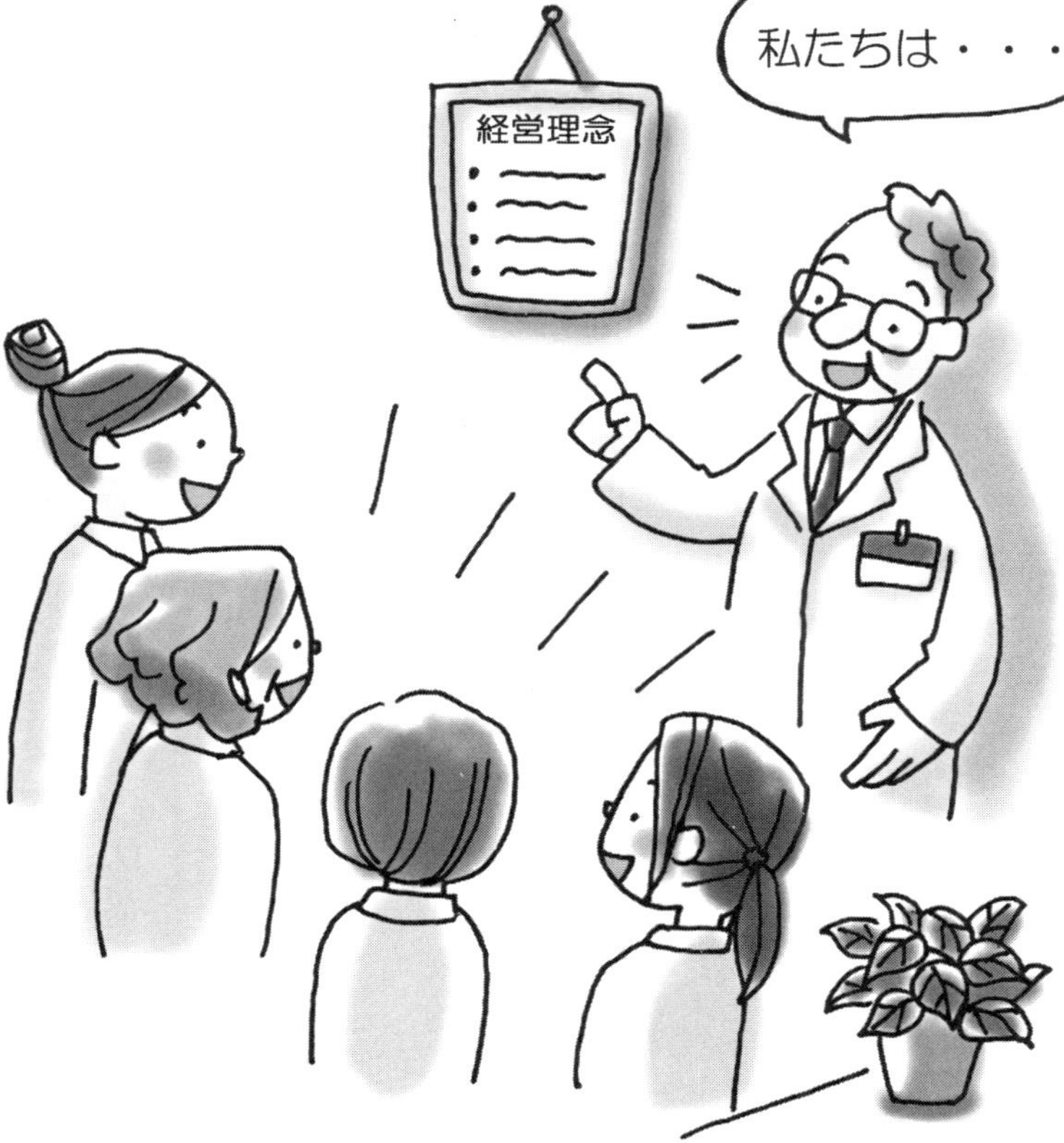
経営理念
私たちは・・・

付いたのですが、一度にやろうとするとスタッフにも負担がかかるし、自分自身もキチンとやり通せるか少々心もとなかったのです。でも、はじめの一歩だと思ったのです。

ポイント

①経営理念は診療所経営における判断の機軸。経営・運営面で迷いがでたら、必ず経営理念に基づいて判断する。また、院長一人が理解しているのではなく、スタッフ全員が同じレベルでの理解が重要。

②ルールやマニュアルは仕事やサービスの最低を保証するもの。しかし、あくまで最低を保証するだけで、柔軟な運用がなければかえって組織を硬直化させる。

事例２

スタッフへの関心

監視と管理の違い、信頼して任せるとは

経過

Ｍ皮膚科は、女性にターゲットを絞り、最近は美容皮膚科も展開し始め、患者数も順調に増えてきた。スタッフは常勤看護師が１名にパートが２名、事務関連は全員パートで４名と少人数だが、大過なく３年めを迎えている。

ある日、開業時から勤務しているＹ看護師が、辞表を持ってＭ院長の元を訪れた。理由は一身上の都合、ということだ。Ｙ看護師は開院時からのスタッフで、Ｍ院長の医局の先輩で、先に開業していたＪ氏のところで働いていた。Ｊ氏が親の介護のこともあり故郷へ移転開業することになり、Ｊ氏の紹介、依頼もあり雇用したという経緯があった。

Ｍ院長は開業当初こそ、常勤の看護師がすんなり確保できたことに喜んでいたが、時間が経過するにつれ、どうもいまひとつウマが合わないと感じるようになってきた。彼女の仕事ぶりは可もなし不可もなしといったレベルで、開業したてで診療にも経営にも「前のめり」になっている頃のＭ院長には、何かもどかしさも感じられていたのだ。

さて、院長室で辞表を受け取ったM院長は、反射的に慰留の言葉を口にしかかったが、その言葉を飲み込んで「そうですか」と彼女を送り出した。常勤の看護師に辞められるのは痛いが、彼女の仕事ぶりには少々不満もあったし、当面、パートで何とかやりくりできるだろうという気持ちもあったからだ。

辞表が出た翌日は、休診日。そして次の診療日のこと。朝、出勤したM院長のところにベテランの事務職員が「Yさん、辞めるんですか!?」と言ってきた。早くもY看護師のことは噂になっているようだ。そして昼休み。少し時間をくれとY看護師が院長室にやってきた。彼女の口から出た言葉は「辞表を撤回したい」だった。話を聞くと、Y看護師は、M院長に自分が必要とされていないと感じており、そうでないことを確かめるために辞表を出したというのだ。つまり、強く引きとめて欲しかったわけだ。複雑な思いや何か釈然としないものもあったが「そんなものか」と、とりあえず「じゃあ、また頑張って」といって彼女を送り出したM院長だった。

またある日のこと。事務で一番若いスタッフのKさんがお昼休みに院長室にやってきた。クリニックで定期購読している女性月刊誌の付録を、ベテラン事務員のTさんが毎月独り占めしているというのだ。たかが付録くらいと思って、考えて置くといって真剣に相手をしなかったM院長だったが、帰宅して夫人に話をしたところ、最近の女性月刊誌の付録は様々なブランドとコラボレーションをして、相当豪華なものになっているという。夫人によれば付録が欲しいから本誌を買う人もいるということだ。それでも、たかが付録がね、としか思わなかったM院長だったが、さらに翌日、再びKさんがやってきた。

「付録の件は、皆で話し合って順番にしたらどうだ」といったM院長だったが、Kさんは「その件じゃありません」といって、思いもよらないことを言い始めた。

患者さんに渡している薬用化粧品のサンプルを、ベテラン事務のTさんが持ち帰っていると言うのだ。さらに、明らかに販売用のコスメティック（化粧品）も何度か、同じように持ち帰っているはずだと言う。「証拠はあるのか?」と聞くM院長に対し、Kさんは「証拠はありませんけど、絶対に間違いありません」という。Kさんに、この件については口外しないよう口止めをして退室させたM院長は、頭を抱え込んでしまった。

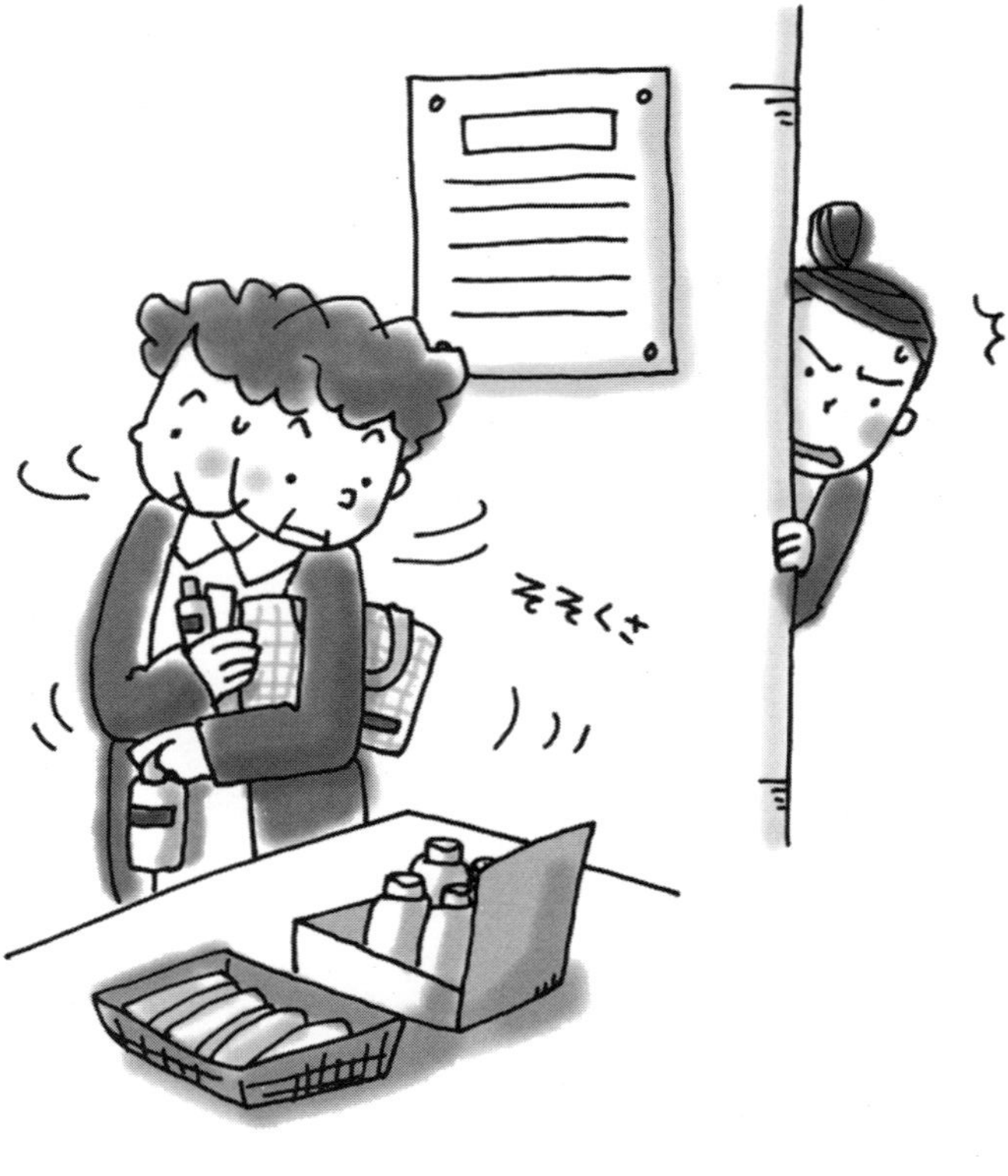
そそくさ

Q 問題点はどこでしょう!?

いろんな出来事が起こっているMクリニックですが、どこに問題があると思いますか。以下に書き出してみてください。

ここまでの問題点

順調に業績の伸ばしてきているMクリニックですが、キーワードの一つはY看護師の行動です。個人的な資質の問題があるのかもしれませんが、Y看護師はM院長に「必要とされていない自分」を感じています。だから、そうではないことを確認するため、M院長に注目してもらうために辞表を出すという行動に出たと理解できます。彼女はM院長にもっと関心を持って貰いたかったのだろうと推測できます。

でも、彼女の仕事ぶりに多少不満があったM院長は、その場で引き止めることをしませんでした。恐らく、まさか受理されるとは思っていなかったY看護師も驚いたでしょう。がっかりしたかもしれません。でも、改めて辞表を撤回し、仕事を継続したい申し出をして、M院長はそれを認めています。Y看護師はあきらめたのかもしれません。とりあえず仕事をこなして給料を貰って、いい条件のところがあれば今度は本当に転職することになるかもしれません。M院長としては、ウマが合わないY看護師が辞めることになっても良いでしょうが、モチベーションが著しく低下したY看護師が周囲のスタッフに与える負の影響は、決して小さくないと思います。

二つめのケースはどうでしょう。たかが雑誌の付録、というのがM院長の意識です。もちろん、夫人から最近の女性誌の付録について教えられましたが、それでもたいした問題だという認識はありません。ベテラン事務員のTさんが付録を独占していると若い事務員のKさんが指摘してきたのは、どうしても自分が欲しかった付録があったのかもしれません。あるいはそうではなくて正義感だったのかもしれません。翌日やってきたKさんは、ベテランのT事務員の試供品や販売用のコスメティックの持ち帰りを指摘してきました。ひょっとしたらKさんの「本命」は、後者の問題で、付録の件はM院長の反応を見ようとしたのかもしれません。「たかが付録」の件でもM院長が具体的なアクションを起こしてくれれば、後者の問題もいずれ発覚し、適切に対処してくれると考えた可能性もあります。でも、そうではありませんでした。だからKさんは、改めてはっきりと指摘しなければならなかったのでしょう。

この二つのケースでは、「M院長がスタッフ（の行動）に対して関心を払っていなかった」ことが背景にあると思われます。M院長は自分の診療に一所懸命で、スタッフはそういう自分を支援するのは当然という考えなのかもしれません。恐らく、そういう院長の考えは日常の言動に表れているのでしょう。

Y看護師が辞表を持ってくるまでに注意深く彼女の言動を見ていれば、どこか何かのサインがあったはずです。注意力が散漫になって、ちょっとしたミスを犯したり、遅刻をする、あるいは表情が冴えない、暗いといったことがあったと思われます。引き止められることを期待して辞表を出すというのは、ちょっと子供じみた行動かもしれませんが、そこまでY看護師を追い込んでしまったとも言えるのです。

二つめのケースですが、まず、「たかが付録」であっても勝手に職場のものを個人の所有とするために持ち帰ってはいけません。明らかに窃盗行為となります。そもそも、その雑誌も付録もクリニックの所有物ですから、まずM院長に相談、確認する行為があってしかるべきです。このケースに関しては、仕事の基本中の基本である「報告、連絡、相談（報・連・相）」が出来ていないことに問題があります。このままでは、付録や化粧品だけでない問題も発生するリスクが残されています。

ところで、M院長としては、この付録の無断持ち帰りが不正な行為であることを解説する必要はありますが、まずは「報・連・相」を行なうことを強く指示すべきでしょう。患者さん用の試供品や販売用の化粧品を持ち帰ることは、明らかに窃盗です。

ただし、この段階で明確な証拠はありません。しかし、その後、在庫の確認をしてみると、確かに数があっていません。このケースも、やはりM院長のスタッフに対する無関心さが、こういった土壌（環境）を作り出したと言えるかもしれません。

どう対処しますか!?

デリケートな問題を含むMクリニックのケースですが、あなたならどんな対応をしますか。以下に、考えられることを書き出してみてください。

その後の経過

一連の「事件」を受けて、M院長は夫人と共にコンサルタントと打ち合わせの時間を持ちました。夫人からは、「スタッフのことをしっかり見てあげないとダメじゃない」と指摘されましたが、「診療が忙しくて暇がないし、どうも苦手なんだ、監視しているようで…」

とM院長は返します。

それに対して、コンサルタントからは「スタッフを管理することと監視することは少し違いますよ。そして、任せることと任せっきりにするのでは、大きく違ってきます。信頼することと管理することとは、決して矛盾しません」とやんわりと指摘されました。コンサルタントからは、一連の問題は、やはりM院長のスタッフに対する関心の低さが根底にあると指摘されました。仕事をしていれば多少なりともトップに認められたいという意識があること、褒められて嬉しくない人間はいないこと、状況によっては叱られるよりも無視される方が辛いこともある——などのコメントがありました。さらに、M院長は自分からも告白しているように管理が苦手という意識が強く、スタッフに対しても自分で確認することなく「やってくれているだろう」あるいは「こうしているはずだ」と考えているのではないか、とも指摘されました。

それを聞いたM院長には、確かに思い当たることがあります。Y看護師の件は、先輩のところで働いていたから「ちゃんと仕事をしてくれるはず。してくれるだろう」という期待というか思い込みがあったのです。でも、同じ医局にいても診療の内容は少し違っています。Mクリニックは女性をターゲットにしていますし、最近では美容分野にも範囲を広げていますが、J氏のクリニックは一般の皮膚科でした。Y看護師には恐らく戸惑いがあったと思われます。でも、M院長とJ氏の先輩後輩の仲を知っているだけに、「どうすればよいのですか!?」と気軽に、M院長に相談しにくかったのかもしれないと思い至りました。二つめのケースに関しては、「だろう、はずだ」で何のチェックもしていなかったのです。

相談の結果、次のようなことに取り組むことにしました。

まず、定期的なスタッフ面談を行なう。当面、2ヶ月に1回程度として、M院長とスタッフの1対1の面談を来月から実施することにしました。そして、日常的なM院長の目標として、1日1回、出勤している全スタッフに挨拶程度で良いので、必ず院長から声掛けすること。2ヶ月に1回のスタッフ面談は、当面はコミュニケーションを密にすることを目標としますが、半年くらいの時間をかけてスタッフ個々人の目標設定もし、指導教育の場としても活用していくことにします。

さらに、化粧品等、商品や備品に関しては、在庫管理表を作成し、毎日チェックすることとします。そもそもキチンとした在庫管理を行なっていれば、二つめのケースなどありえないことなのです。若手のKさんが指摘したベテランのTさんに関しては、明白な証拠がないためうかつな行動はできません。もし本当にTさんが持ち帰っているとしたら、キチンと管理していることを示すことで、今後、こういった行為はできないことを暗に知らせることにとどめることとしました。

最初は、夫人に1日数時間、職場に入って貰う案も出ましたが、突然の院長夫人の出現によるプラスマイナスを考え、廃案としました。それこそM院長と今のスタッフの自助努力が最も望ましい結果を出してくれると考えたのです。その代わり、2ヶ月に一度、院長夫人主催の昼食会を設定することにしました。ただし、参加は強制しません。そして毎月2誌購読している女性誌の付録は、ランチの前に希望者を対象にくじ引きとすることにしました。

数ヵ月後。M院長は朝、元気良くスタッフ全員に対し、名前を呼んで挨拶をしています。最初はぎこちなかったのですが、最近はスタッフも元気良く挨拶を返しています。Y看護師も何とかモチベーションも回復したようで、唯一の常勤看護師という自覚が出てきたのか、院長だけでなくスタッフ全員と積極的にコミュニケーションを取ろうとしているよう

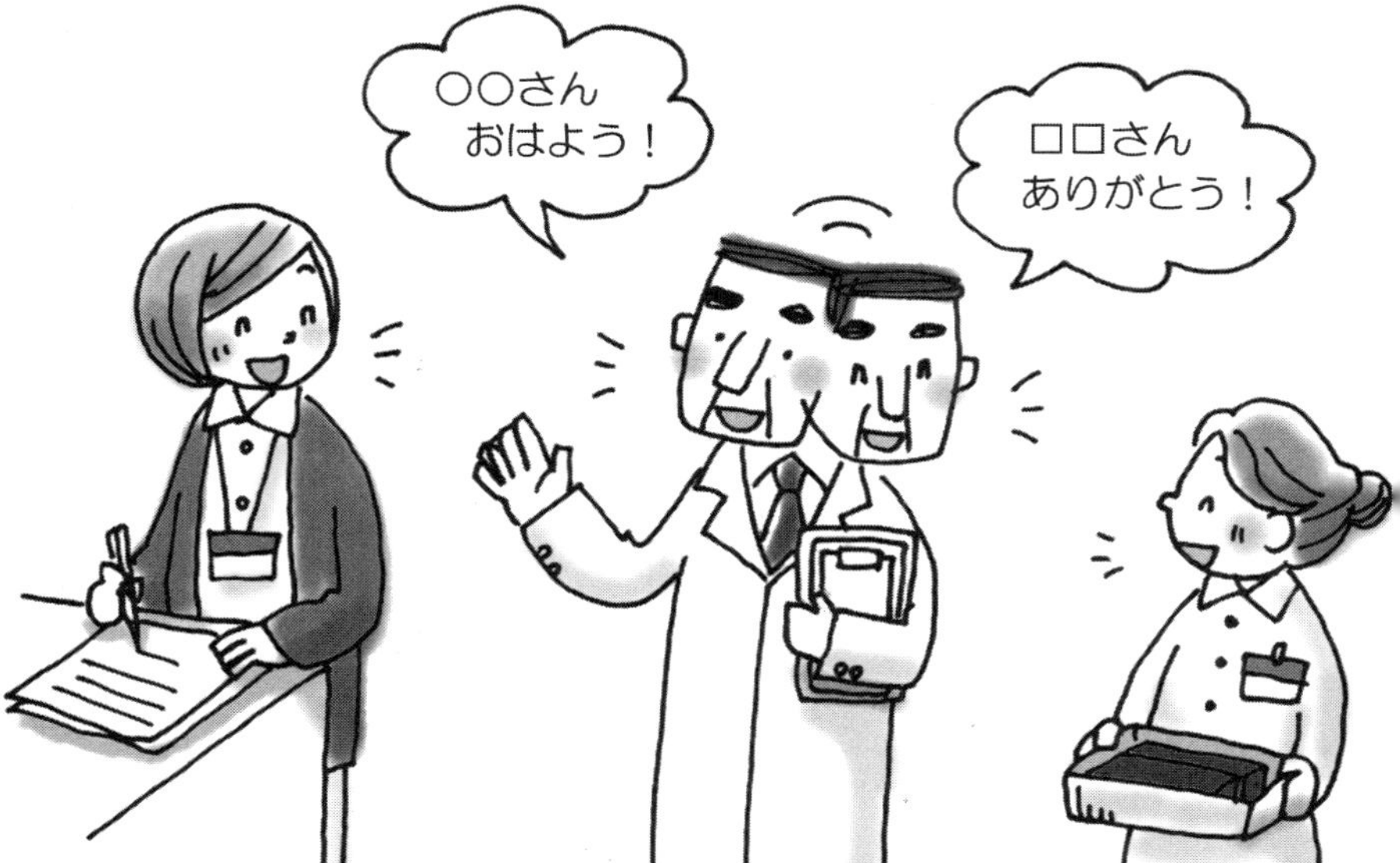
○○さん
おはよう！
□□さん
ありがとう！

です。そして、ベテラン事務のTさんの姿はありません。先日、M院長の元に辞表を持ってきたのです。M院長は黙って、その辞表を受け取ったのでした。

ポイント

①スタッフへの関心の有無、濃淡は、スタッフのモチベーションを左右する最大の要因の一つ。スタッフとの会話など、常に関心を持っているという姿勢を見せることもトップの勤め。

②監視と管理は違うもの。また任せることと、経過や結果を管理するのも別のこと。信頼して任せてなおかつ経過や結果を管理するのは、トップとしての役割。

③仕事の基本は、「報告・連絡・相談（報・連・相）」。報・連・相は、リスクをヘッジし、なおかつ仕事の質を向上させる万能薬。

事例３

言葉の使い方

伝える力、伝える努力

経過

Ｆ眼科は開業してようやく1年を経過しようとしている。患者数は順調に増えており、業績も良い。Ｆ院長は、40代後半。診療技術は医局時代もその後の勤務医時代も、上司や同僚から高い評価を受けていた。白内障手術の症例数は、既に５０００件を超えている。その確かな技術が現在の、開業を支えているといって良い。紹介が非常に多いのだ。新患の6割以上が、かつての上司や同僚、勤務時代の仲間から紹介されてＦ院長の元を訪れている。

経営的にも好調なＦ院長だが、ひとつ苦手なことがある。スタッフとうまく話が出来ないのだ。もちろん、日常の診療や経営に大きな支障があるような状況ではない。それどころか、患者さんとのコミュニケーションは良好で、評判もとても良いのだ。「腕も確かだし、気さくな先生」として評価されている。そのギャップにスタッフは時々、驚かされることもある。こういうＦ院長を、知り合いは「プロ意識が高い」と評してくれる。かつては、こういった自分を少しでも変えようと考えていたF院長だが、患者さんも増えて診療の忙しさも増していることから、最近はしょうがないとあきらめている。

F眼科では、2名の常勤看護師、2名のパート看護師をはじめ、常勤非常勤を合わせ12名のスタッフが働いている。午前の診療が終わったある日の昼休み、院長室から大きな声が聞こえる。どうも検査技師のGさんを叱っているようだ。

「だから、視力検査のデータは数値だけでなくグラフ化して貼り付けてくれなきゃ、患者さんに説明しにくいんだ!」

「だから、って言われても、今初めて聞いたんですが…」

「君は何年、検査技師の仕事をしてるんだ。分かるだろ、そんなことくらい」

憮然とした表情で院長室を後にするGさん。言い過ぎたかなと思ったF院長だったが、Gさんの仕事の質を上げるためだと自らを納得させた。

それでも患者さんは増え続けるし、経営も順調なF眼科も年度末に近くなり、来年度のスタッフの昇給を検討するF院長。経営の順調さを反映し、相場以上の昇給を行なうことを決めたF院長だが、一人だけ昇給を見送ったスタッフがいる。常勤事務員のHさんであ

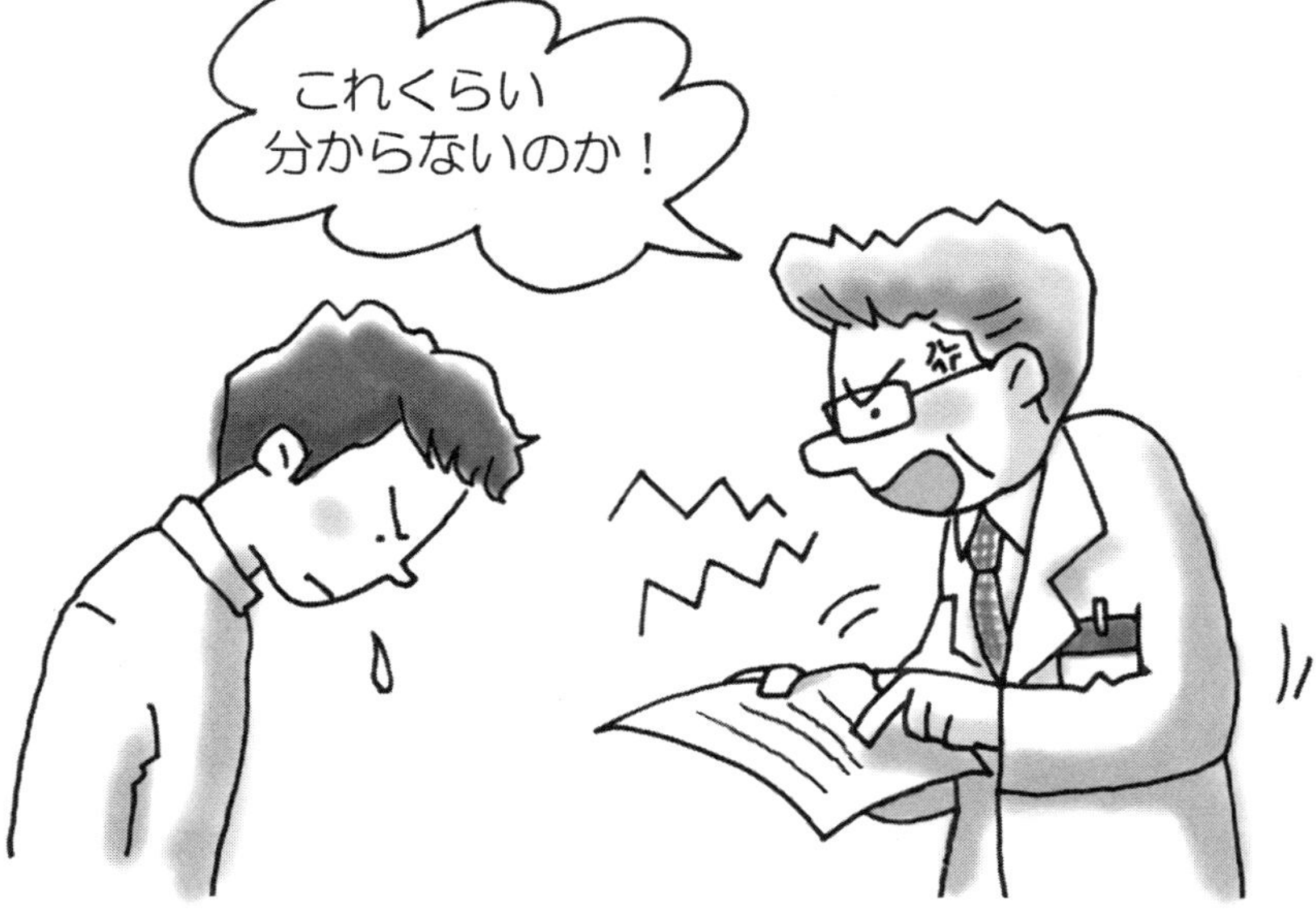
これくらい
分からないのか！

る。なぜ、彼女の昇給を見送ったのか。

Hさんは明るい性格なのだが、半面大雑把というか、よくミスをする。顕著なのは、患者さんの名前を読み間違えることだ。「かんの(菅野)さん」を、「すがのさん」「ちょうの(長野)さん」を「ながのさん」といった具合である。先日は、同姓同名の患者さんを間違って診察室に案内してしまった。F院長がすぐに気がついて対応したが、処置や手術のケースだったら大変な問題になる。

さて、昇給後の最初の給料日。明細を貰ったHさんが院長室にやってきた。

「私、昇給していないようなんですが!?」、「ああ、君の場合は元々の基本給が他のスタッフと比べて高すぎたんだよね。だから今回は見送らせてもらって、調整させて貰ったんだ」とF院長は答えた。

帰宅したF院長は、夫人にその日の出来事を話して聞かせた。開業当初、ごく短期間だが職場に入っていた夫人は首をかしげた。

「Hさん、そうだったかしら!?」、「いや、それは言葉のあやで、本当はよくミスするからペナルティなんだけどね」、「じゃあ、Hさん、来年は期待するわね」、「え!?」、「だって、本当の理由を話してないんでしょ」。

Q 問題点はどこでしょう!?

さて、このケースでは、何が問題だと思いますか。F眼科では大きな問題は発生していませんが、いくつか好ましくない状況があるようです。以下に、書き出してみてください。

ここまでの問題点

まず、検査技師のGさんの件です。Gさんは、F院長が患者さんとどんな会話をしていたのか知りません。看護スタッフと違い、検査技師であるGさんは診察室に入り、診療の場に同席することはありません。また、F院長はスタッフに対し、どうも仕事の進め方に関して具体的な指示を出している形跡がありません。F院長の中では、「こうして欲しいんだけど」「この仕事は、こうだろう」という思いが積み重なっていたかもしれませんが、Gさんにとっては、あの日の院長室での叱責が初めてでした。Gさんの検査技師としての能力は別の問題として、仕事に関する要求や指示は明確にしないと、部下が迷惑します。もう少し言えば、最終的に迷惑するのは患者さんということになります。

あの日の院長室での会話も、次のようであれば、随分と違った状況になっていたと思います。ちょっとリプレイと修正をいれてみます。

M院長：「だから、視力検査のデータは数値だけでなくグラフ化して貼り付けてくれなきゃ、患者さんに説明しにくいんだ！」

⬇

「視力検査のデータは数値化だけでなくグラフ化したほうが、患者さんが一目見て分かるだろう」

G検査技師：「今初めて聞いたんですが…」

M院長：「君は何年、検査技師の仕事をしてるんだ。分かるだろ、そんなことくらい」

⬇

「○○さん。検査の専門家として患者さんに説明し、キチンと理解していただくために何が必要か、考えてみてごらん。その工夫をすることが仕事でもあるし、それは誰に言われてということではなく、自分で工夫し改善していくことが大切なんだ。限られた時間を有効に使って下さい。期待してるから」

いかがでしょう。落ち着いてこういったやり取りをすれば、単なる叱責と反発に終始しかねない場が、明らかに教育の場へと姿を変えていくのが分かります。

ところで、F院長はこれまで患者さんの受けはとても良いわけですが、そうすることに相当の疲労があるのではないでしょうか。本来であれば、院長の意図するところをスタッフが理解して、場合によっては先回りして院長の診療の環境整備をするというのが理想的な仕事の環境でしょう。このケースは視点を変えれば、F眼科ではF院長がすべて一人で診療の環境を作ってきているとも見ることができます。これでは、永続的に良好な診療環境を作っていくことは困難です。もっと、スタッフに指示を出し、その指示に結果を確認し、スタッフの成長と良好な診療環境の育成に取り組むことが、F眼科の医療や経営の質を向上させていくという意識が必要だと思われます。

二つめのケースは、明らかに間違った説明をしています。夫人が指摘するとおり、Hさんはこのままであれば、自分の仕事ぶりを振り返ることもなく、したがって成長もありませんから次年度の昇給もありえないことになります。

F院長は、自分がスタッフとうまくコミュニケーションが取れていないという自覚はあります。確かに、スタッフとのコミュニケーションがうまくない院長は少なくありません。その理由としては、勤務医時代からスタッフとのコミュニケーションを取る訓練ができていない、あるいはそもそも性格的に上手にできないという人もいるでしょう。しかし、苦手だからといって、スタッフとのコミュニケーションは最低限で良いというわけにはいきません。

Hさんへの説明は、細かい説明をするのが苦手だったのか、あるいはストレートに本当の理由（Hさんの度重なるミス）を言っては、相手が傷つくという思いがあったのかもしれません。しかし、これは誤った配慮でしかありません。このままでは、HさんはF眼科で勤務している限り永遠に成長への扉を閉ざされていることになります。

Q どう対処しますか!?

さて、スタッフへのコミュニケーションに問題があるF院長ですが、あなただったらどんな取り組みをしますか。以下に書き出してみて下さい。

その後の経過

Ｆ院長と夫人はコンサルタントに相談することにしました。開業をサポートしてくれたところで、スタッフの状況についても概ね理解しているからです。そして話し合った結果、次のようなことを決めました。

まず、朝礼の実施です。これまで、F眼科では診療に入る準備を優先するということで、朝礼は実施していませんでした。そこで、毎朝、5分だけ、院長がスタッフに対して話をする機会をつくることにしました。当面、院長からスタッフへの語りかけ、院長のトレーニングが主体となりますが、スタッフからも日常業務で気になること、あるいは伝達事項なども言ってもらうようにします。さらに、馴れてきたらスタッフのスピーチなども入れていこうと考えています。

次に、1ヶ月後を目安に、休診日の前日を利用して全スタッフに集まってもらい、F院長の診療に対する考え方、経営理念などについて、改めて説明する機会を持つことにしました。そして、夫人にも出席し懇親会を同時に行うことにします。このアイディアは夫人から出たものです。開業当初、僅かな期間ですが現場にいた夫人は、診療の大変さ、それを支えるスタッフの大変さを理解しているというのです。そして、自分の口からスタッフ全員に感謝を伝えたいというのです。

もちろん、朝礼を利用してF院長は、診療に関する考えなどを少しずつ話をしていくつもりです。しかし、短い時間の中で、しかも細切れでは十分、伝えきれないだろうということ、またいかにＦ院長の訓練を目的にするといっても、毎日、同じような話になっては職員も辛いだろうと考えて、この企画を進めることにしました。

話し合いの最初、Ｆ院長は夫人に再度職場復帰の提案をしました。そしてそれが難しければ、信頼できるリーダーシップを備えたスタッフを雇用するという案も出しましたが、話し合いの結果、あきらめることになりました。一旦退いた夫人が再度、職場復帰というのは要らぬ不安をスタッフに引き起こす可能性があります。また、リーダーシップのある新たなスタッフを探すというのも、時間がかかるし、そもそもそんな都合の良い人材が見つかる可能性も低いと思われます。

その代わり、Ｆ院長は毎日、何か気がついたことがあれば、スタッフに対し何でも言うことにします。できるだけ、反射的でも良いのですぐに反応するようにします。言葉を選んで時間をかけるのではなく、少々手荒い表現でもかまいません。もし、言い過ぎた、適切な言葉、表現ではなかったと思ったら、看護と事務の２人のベテラン職員に、フォローをお願いするという決まりにしました。

「ちょっと言い過ぎたな。○○さんのこと、フォローしてあげて貰えるかな」「つい、大きな声出したんだけど、どうも彼女の仕事ぶりが気になって。あんなことするような人じゃないと思ってるんだ。でも、ほら、私はあんまりうまく指導できないから。頼むね」といった具合です。この調子で、日常が過ぎていけば、仮に叱られたとしても「きちんと自分のことを考えてくれている」という評価が、スタッフの間に定着していくに違いありません。

ポイント

①言葉は最大のコミュニケーションツール。そして、スタッフは常に院長の言葉に注目している。言葉遣い、表現一つで、スタッフは変わる。
②優しい言葉は、時として相手を不幸にする。愛情を持っていれば、厳しい言葉で叱ることもできる。
③コミュニケーション下手は、訓練で克服できる。乗り越えようとする努力は、必ず周囲に伝わる。

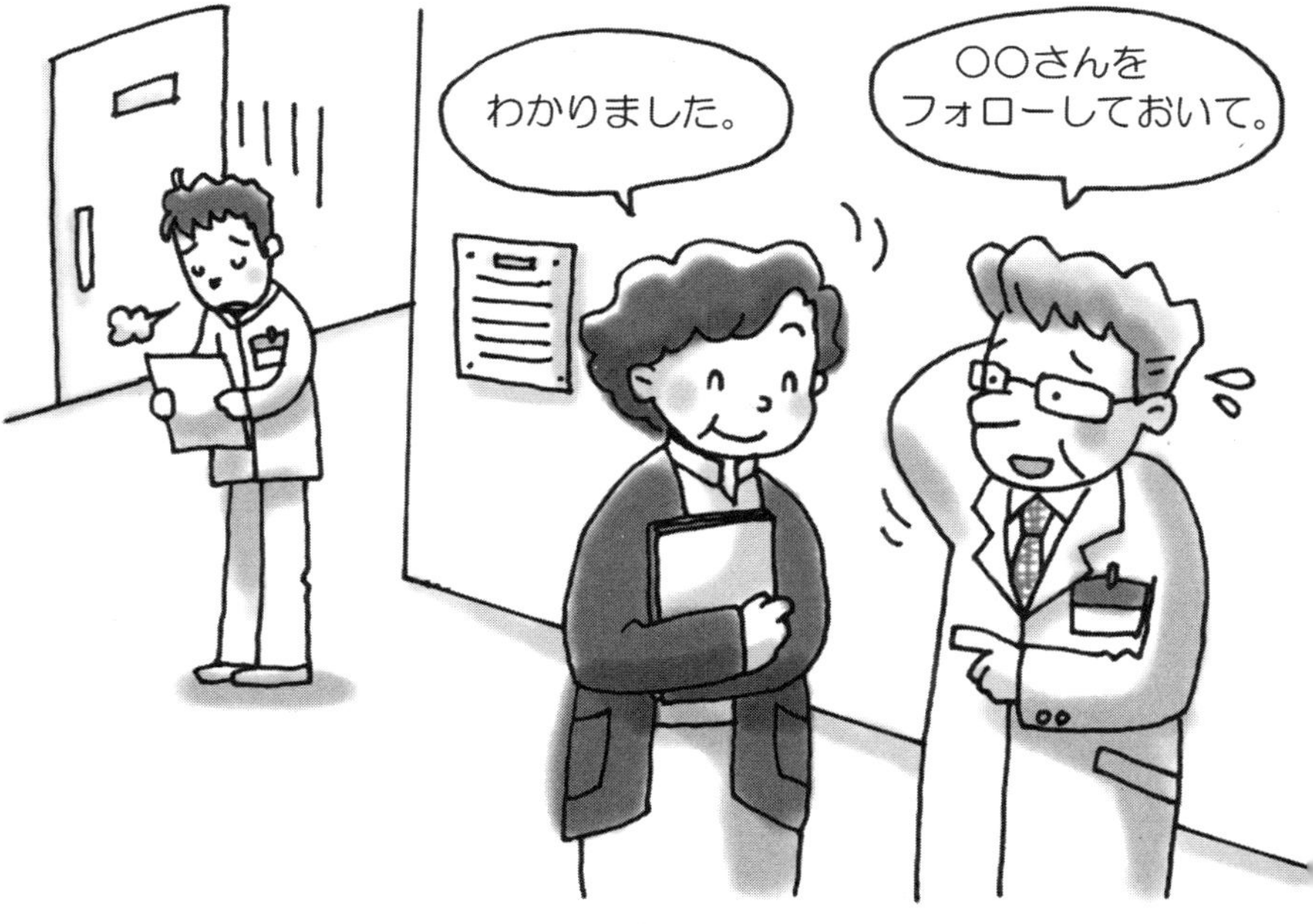
○○さんを
フォローしておいて。
わかりました。

事例4

女性中心の職場特性

モチベーションを上げるには

経過

今年で開業5年が経ったS透析クリニック。透析ベッド数35台に対して、看護師・看護助手10名、臨床工学技師2名、事務4名のスタッフが勤務する。クリニック内は高齢の患者さんに配慮したバリアフリー化が施され、長時間の透析治療がストレスにならないよう、ベッドもゆったりと配置されている。

開業2年目から経営は黒字に転じ、ようやく医療機器のリース契約の満了を迎え、キャッシュフローにも余裕ができたことから、今後は患者さんの負担を軽減させるよう、送迎サービスの導入を検討し始めたところだ。

S院長は、女性中心の職場を運営するにあたり、スタッフのライフスタイルを大切にすることを意識して、しっかりとシフトを守り、有給休暇もすべて消化できるような配慮を欠かさない。

さて、事務を担当するAさん。クリニックの創業メンバーの1人で、医療事務歴も20年を超えるベテランだ。院長からは医療事務の一切を任され、いつの間にかマネージャー的な存在として業務を取り仕切るようになっていた。

レセプト作業を行なうのは基本的にAさん1人で、さらに、全スタッフの給与計算もAさんの仕事だ。ベテランだけに大過なく業務をこなし、院長も安心して診療に集中することができた。

ある日のこと。Aさんは、近々退職を控えたB看護師から2人だけで話したいと声を掛けられた。「事務のAさんがスタッフの給与計算をするのはおかしいのではないか。皆もAさんに対して不信感を持っている…」というB看護師の言葉に、Aさんは強いショックを受けた。

Aさんからの相談を受けたのは、院長ではなくクリニックの労務管理をサポートする担当コンサルタントだ。「皆から不信を買っていたのか…」と落ち込むAさんに対して担当コンサルタントは「皆なんていうのは、言葉のあやでしょう。大体は他人を巻き込んで大袈裟にいうことで自分の意見を正当化するものです」とその場はAさんを慰めるだけに留めた。というのも、担当コンサルタントはAさんの業務に対して、別の問題点を感じ取っ

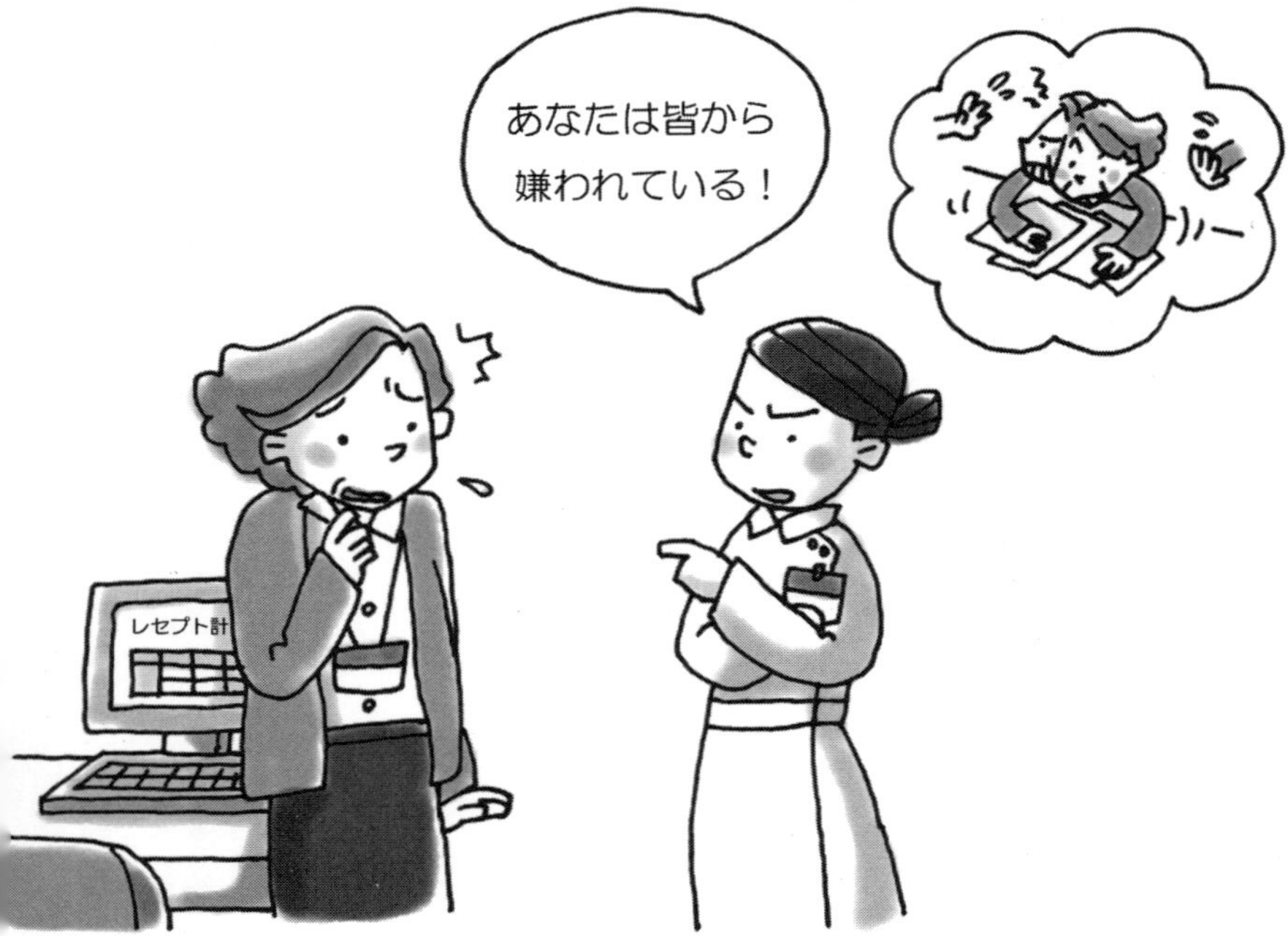
あなたは皆から
嫌われている！
レセプト計

ており、一部の女性スタッフから〝お局〟として多少疎まれた存在であることにも、すでに気づいていたのだ。「これは私から直接院長に進言しなければ…」、担当コンサルタントは早速行動を開始した。

Q 問題点はどこでしょう!?

辞めていく同僚から心無い言葉を残されたベテランスタッフ。まだ波乱がありそうですが、Sクリニックではどういった問題があると感じますか。以下に書き出してください。

ここまでの問題点

まず給与計算ですが、極めて高い機密性が求められますから、経理部を持たないクリニックでは、本来院長もしくは院長夫人が責任をもって行なうべき業務です。それが適わないのであれば、会計事務所に依頼するのが賢明です。Aさんの不正を疑うわけではなく、ベテランとはいえ、個々の機密情報を一事務スタッフが管理することを快く思わない、またスタッフの昇給査定にもAさんが関与しているのではないかと勘ぐる者がいても不思議ではありません。Aさんも、院長から給与計算までも任されることで、自分がマネージャー職なのだと勝手に思い込んでしまったように感じられます。B看護師とのトラブルは、Aさんに原因があるというより、院長の人事に問題があるといえるでしょう。

それ以上に問題なのは、Aさんがレセプトの記入から集計、請求業務までを一人で抱え込んでしまい、他の事務スタッフには一切触らせないことです。これは、比較的女性に多く見られる特徴なのですが、自分しかできない担当業務を持つことで、職場内の立場を優位なものにしたい。あるいは他のスタッフではできない業務を担当することが、自己のアイデンティティとなっていることがあるのです。

このような問題は危機管理の一つとして、院長がいち早く気づかなければなりません。たとえば、レセプト請求の間近になってAさんが体調を崩したらどうなることでしょう。幸い、この5年間は何事もなく運営できただけのことで、これからも大丈夫とは言いきれません。

さらに懸念されるのは、他のスタッフが仕事を習得する機会を、Aさんが奪ってしまっていることです。Aさん自身も、現在のポジションに満足してしまって、スキルアップを怠ってしまっていることを問題視しなければなりません。

仕事に対する明確な目標と達成感がなければ、誰でもモチベーションが低下します。しかも院長もマネージャー格としてAさんを信頼しきっているので、Aさんに意見をする者はいませんし、Aさんを飛び越えて直接院長に相談することもできません。そうなると、退職するB看護師の言葉も、表現の問題はあるにしても、あながち間違った指摘ではないともいえるのです。

担当コンサルタントは、院長とのミーティングの度に、個別面談の実施と行動目標達成評価の導入を進言してきたわけですが、改めて現在の問題点を整理しました。①院長はA

さんにどこまでの権限を持たせているのか、②まもなく50歳を迎えるAさんに医療事務の一切を頼っているようでは、将来の事務を担う人材が育たない、③Aさんが後輩の指導にあたるのであれば、Aさんにはさらに高いレベルのスキルが求められる、④明確な目標に対するチャレンジがなければ組織力そのものが衰退する、⑤この問題は、事務だけでなくすでに看護師の意識にも悪影響が出始めている…。

一つひとつの指摘に、院長は冴えない表情で頷きます。言われてみれば、思い当たる節がありました。事務スタッフの定着率の低さです。大抵2年と持たずに辞めてしまうのです。募集をすれば欠員はすぐに補充できたので、大して気にも留めていなかったのですが、担当コンサルタントの言葉に合点がいったようです。

Q どう対処しますか⁉

職場の安定が、どうやら停滞になっていたような状況ですが、あなたならどんな対応をしますか。

その後の経過

「これは早急に手を打たなければ、大変なことになる…」。院長はコンサルタントのアドバイスに従い、職場改善の新たなルール作りに着手することにしました。

S院長はまず朝礼の見直しを図ります。それまで、週1回だった朝礼を毎日実施するようにしました。内容も院長からの一方的な指示だけでなく、昨日の業務報告をさせることで全員の情報共有を促し、さらにスタッフの持ち回りで1分間スピーチを実施し、明るいムード作りに心がける一方で、院長は一人ひとりの表情を観察するようにしました。これまでの、「患者さんからのクレームもないし、特にスタッフからの相談も受けないので、多分問題なく運営されているだろう…」という考えを改め、「スタッフにもっと関心をもって、不安のシグナルを見落としてはならない」、「表情の暗いスタッフには、私から声をかけよう」と決めたのです。

同時並行で、新たな業務ルール作りも進められ、1ヶ月後に行動目標達成評価の実施を発表しました。クリニックのスタッフ数と院長の負担を考慮して、行動目標達成評価の実施は月1回とし、フィードバックでは当面の間、担当コンサルタントも同席することになりました。また、あえて給与制度とリンクさせていません。院長はまずルール導入の実効性を確認したかったわけです。

院長は、面談の一人めにAさんを指名しました。院長はまずこれまで頑張ってこられたAさんを慰労したうえで、Aさん自身の考えを求めました。果たしてAさんの意見は、「私がいなければ、このクリニックは回っていきません」というものでした。

「ところで、あなたは、本来やるべき仕事をどう心得ているのか？　この5年間、あなた自身がどれだけ成長したのか？」と院長はなるべく穏やかな口調で注意します。そして、今月からスタッフの給与計算業務を会計事務所に委託すること。また、今後の1年間で他

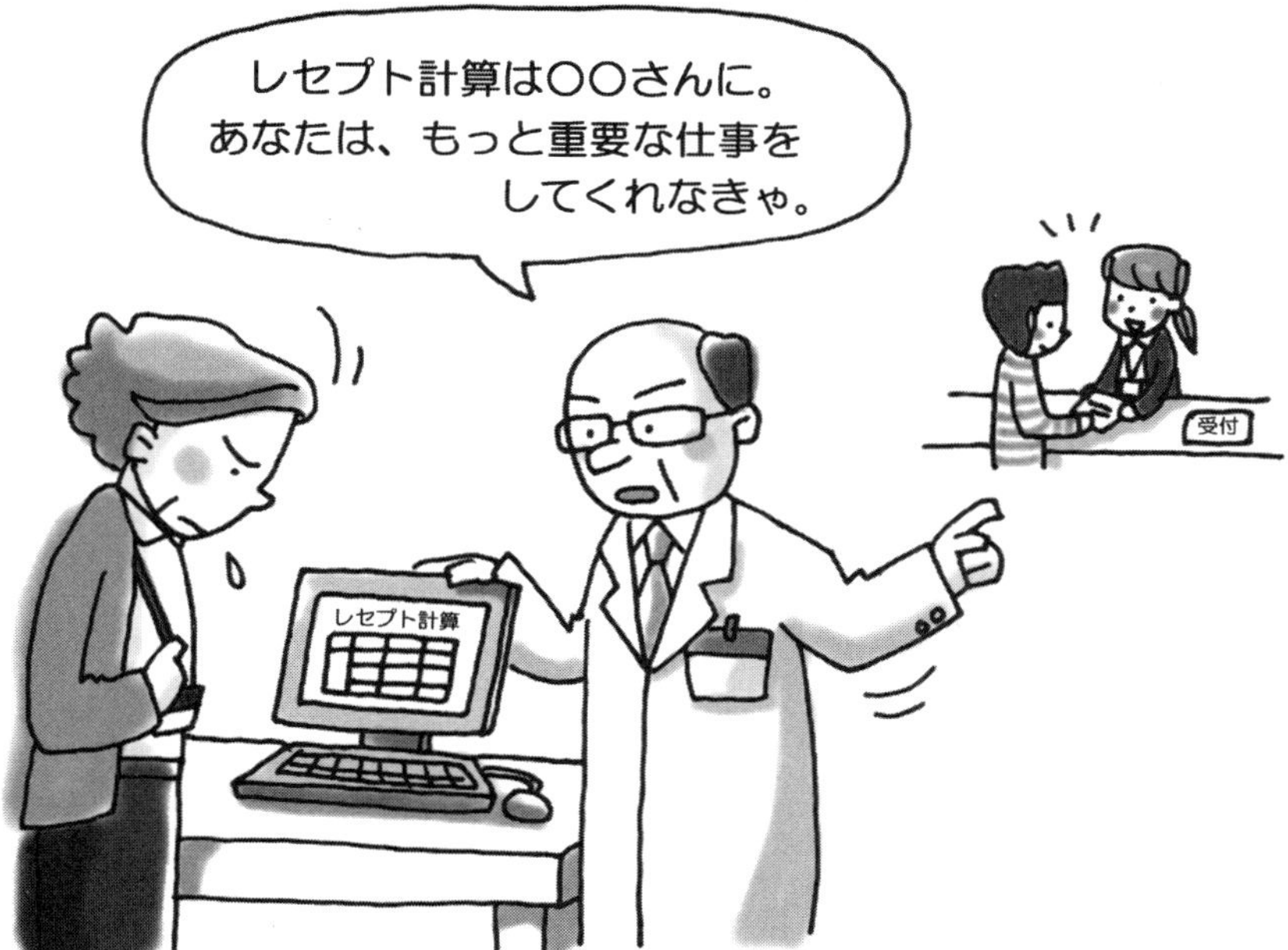
レセプト計算は○○さんに。
あなたは、もっと重要な仕事を
してくれなきゃ。
レセプト計算
受付

の事務スタッフにレセプト処理を習得させるために、Aさんにはその指導と、自身には毎年実施している薬問屋の入札に向けた薬剤使用量の把握や在庫管理、診療行為別点数の把握、疾病統計、患者さんの属性分析を達成目標とすることを命じました。

Aさんは、憤懣やるかたなしといった表情ながら、「この程度のことが達成できないようでは、とてもマネージャー職は務まらないし、誰もあなたそうは認めない」という院長の言葉に素直に応じました。

ポイント

①女性スタッフに起こりがちな〝仕事を一人で抱え込み、他人に渡さない〟行いには日ごろから注意が必要。

②経理の専任でないスタッフに給与計算を任せるのは、他のスタッフの誤解を招くので避けたい。

③たとえスタッフリーダー的な存在であっても、与える役割と責任は明確にする。

④個々のスタッフの明確な目標設定とフェアな達成評価が彼らのモチベーションを高め、職場に活気をもたらす。

事例５

スタッフ教育

育てるという強い意識

経過

Ｄ皮膚科は開業から3年目を迎えた。ターミナル駅に至近の好立地での開業は、当初賃料の高さが心配されたが、幸い競合も少なく緩やかながらも売上は上昇カーブを描き、損益分岐点もクリアしている。スタッフは常勤、パート合わせ10名が勤務するが、受付事務の１人が常勤からパートに替わることが決まり、ただでさえ事務が手薄であることを感じていたＤ院長は、急遽募集広告を打った。

一方、以前から医療事務の仕事に興味をもっていたＦさん。ふと見たタウン誌の求人欄でＤ皮膚科の募集が目に止まった。未経験であることと、もの怖じしがちな性格がクリニック勤務に耐えられるのか不安があったが、とりあえず応募することに。

履歴書による書類選考を経て、面接を行なったＤ院長は、医療事務が未経験であっても社会人経験はあるわけだし、パソコン操作さえ問題なければすぐに慣れるだろうと簡単に20歳代のＦさんの採用を決定した。

入職してから戸惑ったのはFさんだ。クリニックのルールと基本的な接遇は先輩スタッフから教えられたが、医療事務のイロハを知らないFさんには、院長や看護師が指示する言葉の意味すら分からない。質問しようにも、皆患者さんの対応に忙しく動き回り、とても声をかけられる雰囲気ではないのだ。

ある日のこと、院長から「Fさん、○○を持ってきて」と頼まれる。確か備品保管棚の2段目にあったことを思い出したFさんだが、どうしても見当たらない。探しているうちに、今度は先輩スタッフからFさんに至急受付に来るよう別の指示が来た。院長からの指示を気にしながらも、足早に受付へ…。Fさん自身、院長の指示を失念していたわけではないが、院長のイライラは当然積もる。「何をやっているんだ！　早く持ってきなさい！」、Fさんに叱声が飛んだ。

また、こんなこともあった。院長からの呼び出しと同時に内線電話が鳴る。しかし、Fさんは咄嗟に内線電話を取ってしまうのだ。院長の言葉と内線連絡、医療機関ではどちらにプライオリティを置くべきか…。要するにFさんは、不慣れな業務に加え、要領も勘も鈍いのだ。

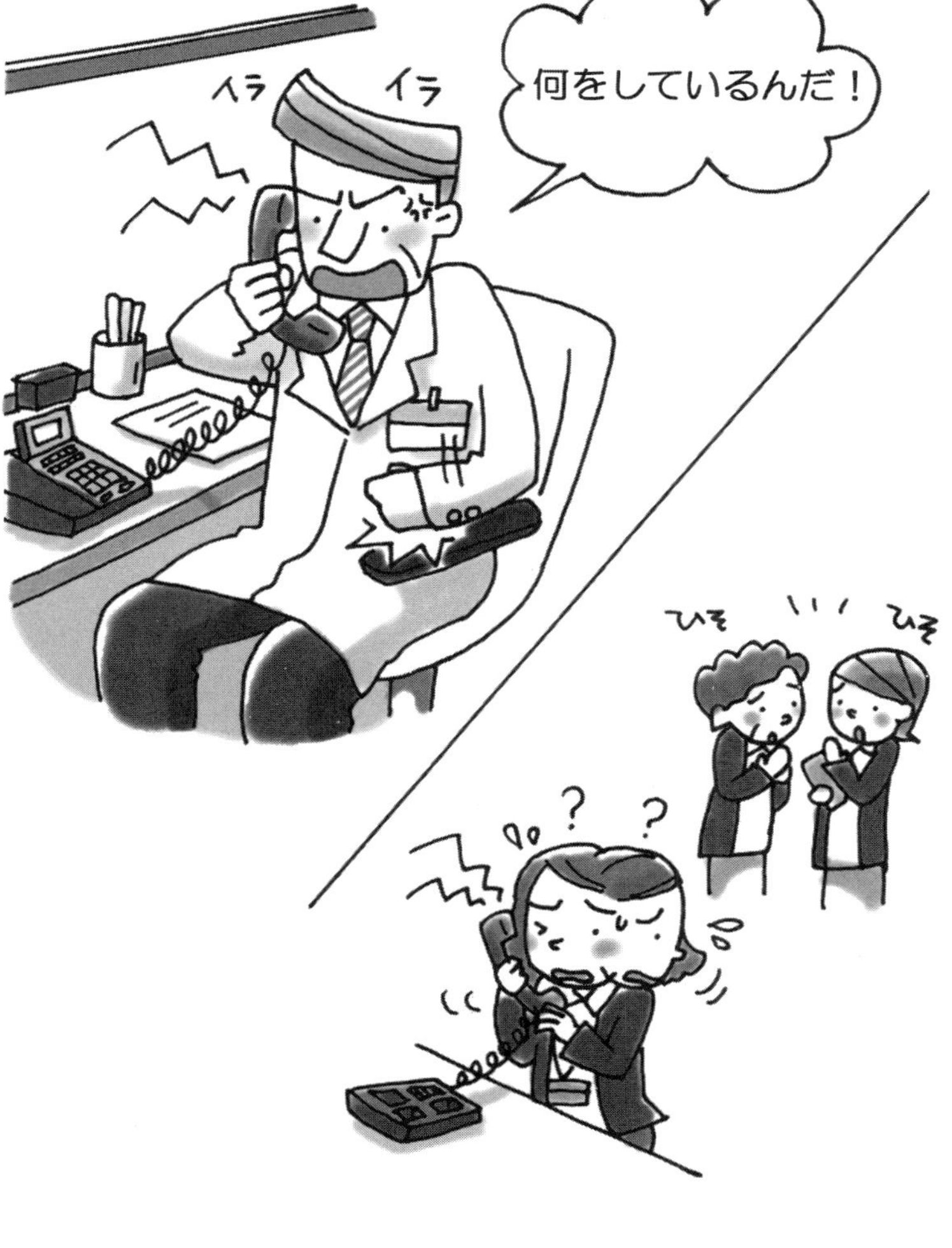
イラ
イラ
何をしているんだ！
ひそ
ひそ

院長のFさんに対する叱責の頻度に同調して、他のスタッフもFさんとの距離をとり始め、なかにはFさんと同じシフトを拒む者まで現れた。気弱なFさんは次第に孤立した。「Fさんを直ぐにでも解雇したいのだが…」。D院長が担当サンサルタントに相談を持ちかけたのは、Fさんの3ヶ月間の試用期間を終えた後だった。

Q 問題点はどこでしょう⁉

D院長は問題スタッフと考えるFさんですが、辞めさせることで問題解決になるのでしょうか。ここまでで、問題だと感じるところを書き出してください。

ここまでの問題点

「仕事ができる人、できない人」を定義づけるのが本書の主旨ではありません。しかし、一般にいうところの「仕事の理解力と処理スピード、コミュニケーション能力」を「使えるスタッフ」とする考えも否定しません。ところが、Ｄ院長に限ったことではありませんが、「使えるスタッフであたりまえ」ということが前提で採用する院長が実に多いのです。

確かに院長の勤務医時代は、看護師や技師、事務職など有能な人材に囲まれていました。しかし、彼らが頼れる存在であったのは看護部や医事課など部署単位の教育の成果なのです。院長自身、かつての医局は臨床に併せた厳しい教育現場でもあったはずです。先の「できる、できない」に話を戻せば、「最初はできなくて当然」なのです。

ここで、今回の問題を整理します。Ｆさんの能力は別として、①Ｄ院長は、Ｆさんの面接時に、医療事務の仕事内容と院長が求めるスタッフ像についての説明がされていない、②未経験者に対して、クリニックに実践的な教育を行なうしくみがない、③試用期間中に短期的な目標設定と評価の場を作っていない、④指導・改善の前に叱責する。これではＦさんが孤立してしまうのも無理はありません。

特に、院長（経営者）がAさんの適格性を判断するための試用期間を活かすことができずに、Aさんは「何がわからないのもがわからない」という状態に陥ってしまったわけです。結局3ヶ月間はクリニックにとってもAさんにとっても無為な期間になってしまいました。

もちろんFさんにも問題があります。分からないことは、積極的に何度でも先輩に聞かなければなりませんし、自ら志望して医療事務の仕事を選んだわけですから自宅でも学習しないのは論外です。

Q どう対処しますか⁉

どうも採用時のボタンの掛け違いがあるようですが、あなたはどう対処しますか。以下に書き出してください。

その後の経過

担当コンサルタントは院長が解雇の結論を出す前に、Ｆさんとの個人面談の機会を持ちました。元々大人しい女性という印象でしたが、１ヶ月ぶりに会うＦさんは常に伏し目がちで落ち込んでいるのが一目でわかります。

面談のテーマは、Ｆさん自身の日常改善です。Ｆさんが院長や先輩スタッフに話しかけ難いという問題については、言葉の頭に「今、よろしいでしょうか…」「何度もすみませんが…」と一言置くことをアドバイス。さらに、Ｆさん専用の「報・連・相ノート」を作り、今日理解できたこと、まだ理解できていないこと、新たな疑問点等を毎日記し、先輩スタッフからアドバイスを書き込んでもらうように指示。これらの実施期間を１ヶ月間と限定し、それでも改善が見られない場合は、院長の判断に委ねる旨を申し渡しました。

なお、この1ヶ月間の改善プランについては、院長から事前に他のスタッフの同意を得て、Fさんの「報・連・相ノート」には丁寧に応じるよう協力を要請してあります。

1ヶ月後、改善結果面接のためにクリニックを訪問した担当コンサルタントを見るなり、「こんにちは！」Fさんの表情は見違えるように明るくなりました。その表情からは、改善プランが上手く運用できたことが読み取れます。「報・連・相ノート」を見ると先輩スタッフからのアドバイスがビッシリ書き込まれ、改善は組織的な協力の賜物なのだということがわかります。

さて、その後のFさん。一定の医療事務知識が備わり、他のスタッフにあまり迷惑をかけない程度には仕事をこなせるようになってきました。しかし、要領の悪さは相変わらずで、クリニック勤務への適性には「?」を付けざるを得ません。あとはFさんの頑張りと、D院長の判断次第ということになります。

Fさんのようなケースは今後も起こらないとは限りません。院長は、採用面接時の質問や確認事項の整理、試用期間を解雇予告が不要な最初の14日間と、1ヶ月単位の短期の目標設定・評価基準、医療事務マニュアルの整備、そしてスタッフ全員の個人面談を定例化

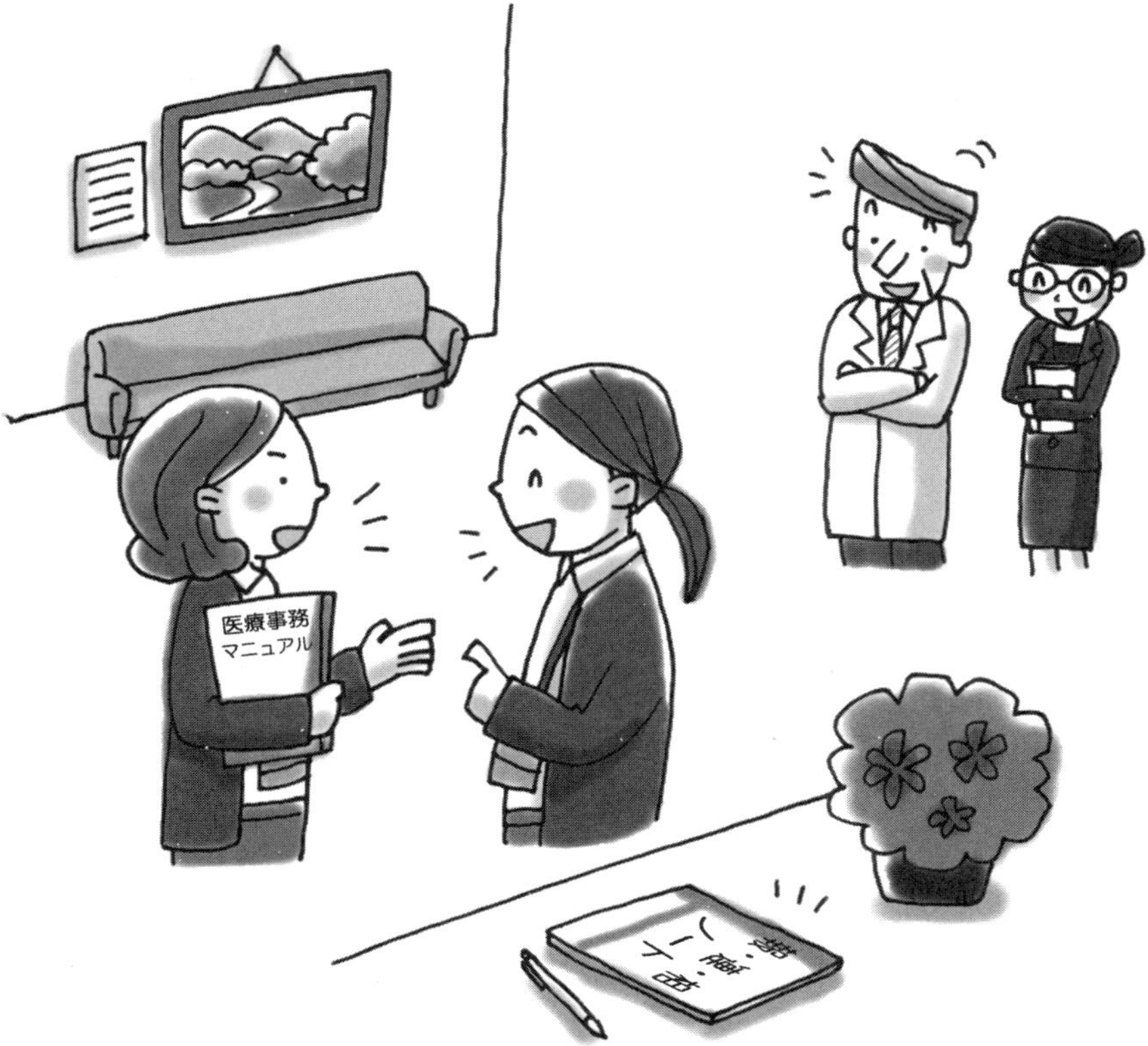
医療事務
マニュアル

するよう改善を進めています。

ポイント

①スタッフ採用時は「仕事ができてあたりまえ」から「できなくて当然。だから教育が必要」への発想の切り替えが必要。
②試用期間を有効に活用したスタッフの適性判断を。
③スタッフの目標達成や改善計画では必ず時間を区切る。

編著　㈱日本医業総研

■大阪本社
〒561－0872
大阪府豊中市寺内2－4－1　緑地駅ビル
TEL：06－4866－0230
FAX：06－4866－0231

■東京本社
〒101－0048
東京都千代田区神田司町2丁目2－12　神田司町ビル1階
TEL：03－5297－2300
FAX：03－5297－2301
http://www.lets-nns.co.jp

100%現場主義!!
診療所院長のリーダーシップ論

2011年10月11日　第1刷発行

編　著　㈱日本医業総研

発行人　藤澤功明

発行所　株式会社マスブレーン

本　　社　〒561-8510 大阪府豊中市寺内2-13-3 日本経営ビル
TEL 06-6868-1158　FAX 06-6865-0389

出版事業部　〒101-0048 東京都千代田区神田司町2-11-1
明治安田損害保険ビル1F
TEL 03-5259-7171　FAX 03-5259-7172

印刷・製本　有限会社 ダイキ

ISBN978-4-904502-07-5　C2034